◇ 创新型省份建设专项科普专题项目（2020ZK4060）

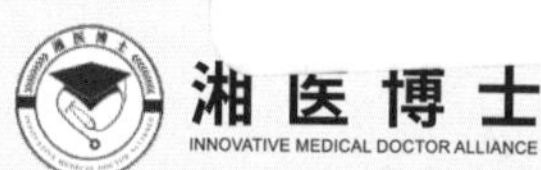

科学孕育与生殖健康

SCIENTIFIC BREEDING AND REPRODUCTIVE HEALTH

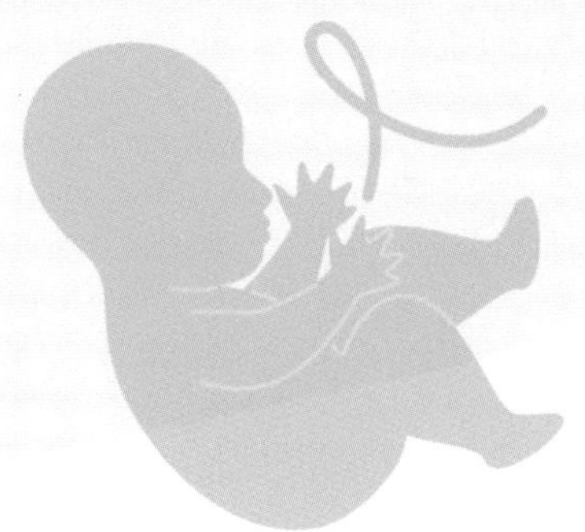

主编 ⊙ 曾铭强　潘　丽　刘　琴　张　哲　卢　强　胡　蓉

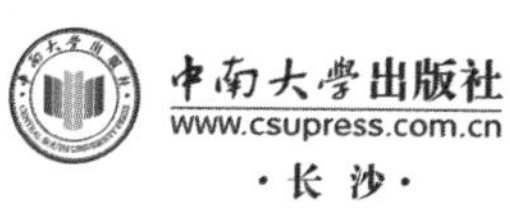

·长 沙·

湘医博士
您身边的医学专家

编委会成员

主　编：曾铭强　潘　丽　刘　琴　张　哲　卢　强　胡　蓉

副主编：曾塬杰　陈彩芳　江　雯　彭　力　陈金洋　王　楠

编　者：曾铭强　湖南省人民医院（湖南师范大学附属第一医院）

潘　丽　湖南省人民医院（湖南师范大学附属第一医院）

刘　琴　湖南省人民医院（湖南师范大学附属第一医院）

张　哲　湖南省人民医院（湖南师范大学附属第一医院）

卢　强　湖南省人民医院（湖南师范大学附属第一医院）

胡　蓉　湖南省人民医院（湖南师范大学附属第一医院）

曾塬杰　湖南省人民医院（湖南师范大学附属第一医院）

陈彩芳　中南大学湘雅医院

江　雯　湖南省人民医院（湖南师范大学附属第一医院）

彭　力　湖南省人民医院（湖南师范大学附属第一医院）

陈金洋　湖南省肿瘤医院

王　楠　中南大学湘雅三医院

彭　韬　湖南省人民医院（湖南师范大学附属第一医院）

付双双　湖南省人民医院（湖南师范大学附属第一医院）

张丽华　湖南省人民医院（湖南师范大学附属第一医院）

蔡煌兴　湖南省人民医院（湖南师范大学附属第一医院）

徐晓平　湖南省人民医院（湖南师范大学附属第一医院）

侯福涛　湖南省人民医院（湖南师范大学附属第一医院）

肖　潇　湖南省人民医院（湖南师范大学附属第一医院）

李秀英　湖南省人民医院（湖南师范大学附属第一医院）

黄　彪　湖南省人民医院（湖南师范大学附属第一医院）

周　宁　湖南省人民医院（湖南师范大学附属第一医院）

刘路遥 湖南省人民医院（湖南师范大学附属第一医院）
荣晶晶 湖南省人民医院（湖南师范大学附属第一医院）
文俏程 湖南省人民医院（湖南师范大学附属第一医院）
王　江 湖南省人民医院（湖南师范大学附属第一医院）
唐　毅 湖南省人民医院（湖南师范大学附属第一医院）
黄　丽 湖南省人民医院（湖南师范大学附属第一医院）
李　卓 湖南省人民医院（湖南师范大学附属第一医院）
张　博 湖南省人民医院（湖南师范大学附属第一医院）
张　帆 湖南省人民医院（湖南师范大学附属第一医院）
李　勇 湖南省儿童医院
卿智彪 湖南省人民医院（湖南师范大学附属第一医院）
朱致维 湖南省人民医院（湖南师范大学附属第一医院）

前　言

生命之美妙在于传承。怀孕是自然赋予人类的本能。人类通过妊娠将生命进行代代传递。但生命的传承之路并非一帆风顺，不孕不育困扰了 15% ～ 20% 的育龄夫妻，且这一比例逐年攀升。生育力存在个体差异，易受众多因素的影响，生育力的改变在影响生殖健康的同时，也严重影响人们的生活质量。影响生育力的因素有环境污染、年龄增加、遗传免疫性疾病、生殖系统疾病、社会压力等。生育过程本是一种自然的行为，但随着社会的进步、辅助生殖技术的发展，生育的过程能够被人为干预并调整。在本书的生殖医学篇中我们将向您讲述导致不孕不育的种种原因和解决方法，为有需要的读者释疑求子之路上的困惑。

在女性的一生中，青春期和性成熟期是最有特点和重要的两个阶段。由于女性第二性征的发育，很多女孩既感到羞涩又充满好奇，懵懂的青春期女孩们的性意识、情绪和智力会发生明显变化，她们非常需要专业、权威的科普宣讲和科学指导。在性成熟期内女孩将完美蜕变为女人，妊娠、流产、生育是这个时期女性经历的特殊过程。身体形态的变化，由女儿变为母亲的身份转变，以及与上一辈新旧观点发生的碰撞，会让很多女性被情绪困扰。她们非常希望能看到专业、高质量的科普文章。《“健康中国2030”规划纲要》提出了“共建共享、全民健康”的战略主题，预防大于治疗。作为湖南省三甲医院的妇产科医生们，我们团队精选妇产科领域的常见问题，系统地为大众提供有效专业的健康资讯，帮助年轻女孩轻松度过青春期，学会避孕，保护子宫，从容度过孕前期、妊娠期和哺乳期，并帮助女性朋友们防病治病，做健康并优雅的女神。

孩子是我们的未来和希望。科学育儿、让孩子们身心健康地成长是一项任重而道远的工作。国务院办公厅颁发的《国民营养计划（2017—2030 年）》提出，0 ～ 6 个月婴儿纯母乳喂养率应达到 50% 以上，5 岁以下儿童贫血率控制在 12% 以下,5 岁以下儿童生长迟缓率控制在 7% 以下。要想让孩子茁壮成长，家长首先要会用科学的知识武装自己。科学喂养、理性教育，用最好的方式培养孩子。作为儿科医生，我们能深切体会家长在遇到孩子的健康问题时那种焦虑的心情。孩子成长过程中有很多问题需要解答，但因篇幅有限，本书不能全面进行阐述。但本书中儿童保健相关的科普内容是由具有十年以上临床经验，同时也是身为人母的儿科医生们精心编写的，这里有最常见的育儿问题，也有儿童常见疾病的问题，希望可以帮助读者朋友在养育孩子的过程中做到安心养育、科学养育。

本书以满足育龄夫妇科学孕育需求为目标，风格简明实用、内容浅显易懂、文字通俗流畅，采用图文并茂的形式形象地将生殖健康和科学孕育内容进行了分类介绍。湖南省人民医院（湖南师范大学附属第一医院）牵手湘医博士团生殖妇产专家团队撰写了这本书，期望可以帮助育龄夫妇了解妊娠、分娩的生理病理情况及影响因素，掌握相关的科学养育知识，消除恐惧和焦虑等消极情绪，树立正确的孕育理念和信心。

湖南省人民医院（湖南师范大学附属第一医院）

湘医博士团 生殖妇产专家团队

2022 年 8 月

目录

第一篇

生殖医学

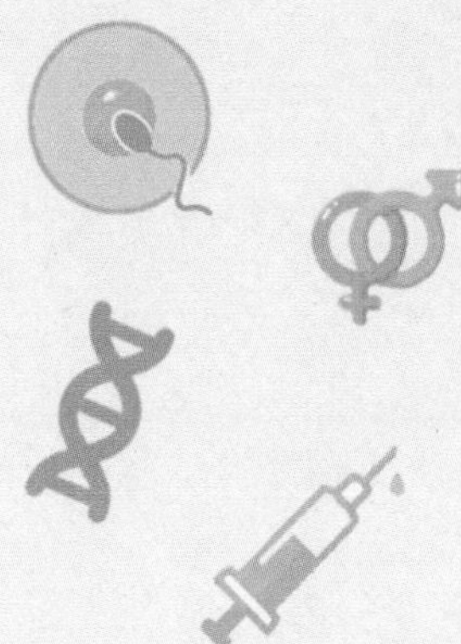

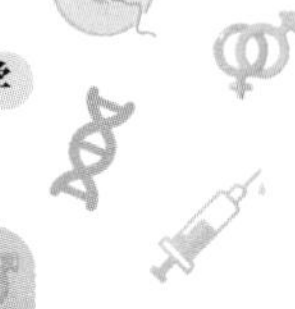

不孕不育那些事儿

现代医学对于不孕的定义是：以育龄期女性婚后或末次妊娠后，夫妇同居 1 年以上，配偶生殖功能正常，未避孕而不受孕为主要表现的疾病。男性不育指夫妇同居未采取避孕措施 1 年以上而无生育者，女方检查正常，男方检查异常。在中国不孕不育夫妻的比例已达 12.5% ～ 15%，平均每 8 对夫妻中就有一对无法孕育，而且不孕不育呈年轻化趋势。

怀孕是夫妻双方的事，不孕不育有女方原因所致的（约 40%），也有男方原因所致的（约 40%），还有双方原因所致的（约 20%）。

引起不孕不育的原因主要有以下三大方面。

一、卵子的问题

正常情况下，女性每个月会排出一颗卵子。规律的月经周期往往提示有规律的排卵，月经周期延长、闭经说明排卵可能遇到问题。卵子的生长和排出受到多方面因素的影响，体重、精神压力、一些疾病都有可能引起排卵异常。排卵障碍中最长见的要属多囊卵巢综合征，此类患者往往有体型过胖或过瘦、月经周期延长、脸上长痤疮或体毛增多的情况。另外还有一些患者是因为疾

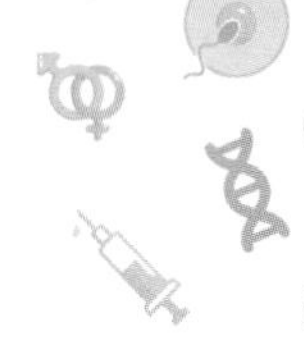

病原因破坏了排卵的指挥中枢——下丘脑或垂体，从而引起排卵障碍，比如产后大出血引发的垂体坏死，也会导致不排卵。因为排卵障碍而不孕的患者，可以在医生指导下通过药物诱导卵泡发育来解决这一问题。

二、精子的问题

与女性不同，男性的生育能力可以保持多年，“老来得子”就是男性生育力持久的体现。但男性的精液受多种因素影响，整体上来说精液质量也会随着年龄的增长而降低。精子生存的适宜温度环境大约为35℃，高温作业的人员，比如从事厨师、焊工等职业者的精液平均质量下降。此外吸烟、酗酒、熬夜、精神压力大均可以影响精液质量。备孕男性还应注意不穿紧身牛仔裤、不宜久泡温泉、蒸桑拿。

三、“通道”的问题

如果卵子和精子都没有问题仍然不能怀孕，那就要检查一下精卵相遇的通道是否通畅了。涉及的检查包括输卵管、子宫和宫颈。正常情况下，精子经过宫颈、子宫到达输卵管，并在输卵管内与卵子相遇受精，受精后形成的胚胎再洄游到子宫内着床。如果宫颈黏液分泌不良（比如宫颈手术后），则会影响精子穿行；如果子宫有黏膜下肌瘤、宫腔粘连、炎症，则影响胚胎着床；如果输卵管有炎症、积水或者梗阻，则影响精卵结合。

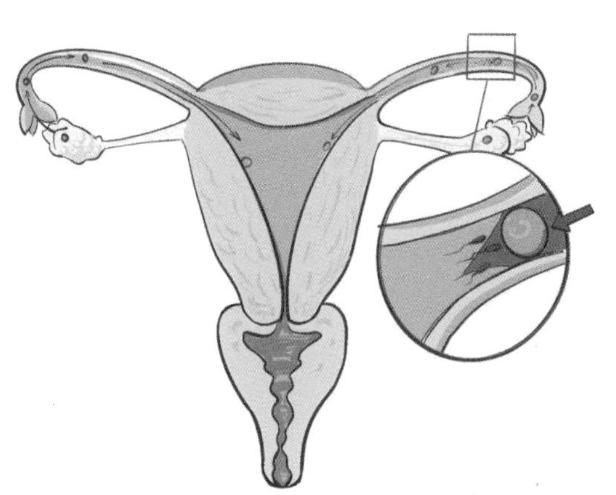

卵子在生殖道内的运行

四、不明原因所致的不孕不育

还有一部分夫妻，经过各种检查仍然不能发现不孕不育的原因，则属于不明原因所致的不孕不育。这部分患者占比也不小，可以通过辅助生殖的办法，借助人工授精、试管婴儿等技术来帮助怀孕。

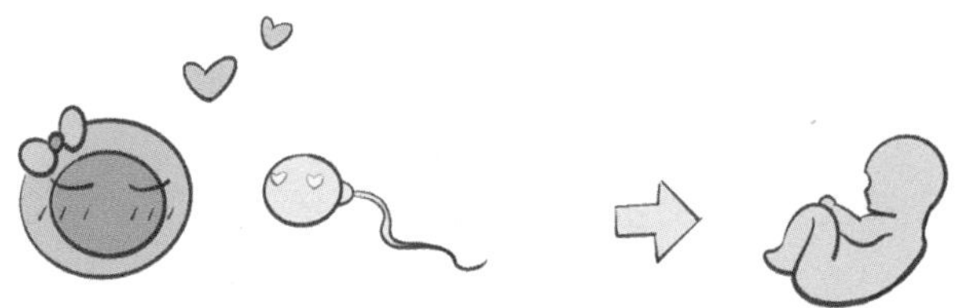

最后，祝大家好孕！

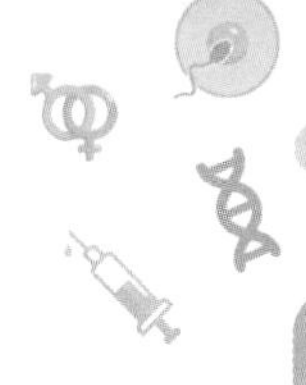

“杨贵妃”的不孕症

杨贵妃因为倾城美貌而被我们熟知，但同时，她也是历史上一个著名的不孕症患者。她从开元二十二年（公元 734 年）嫁给寿王李瑁为妃，到开元二十八年（公元 740 年）被唐玄宗看上应诏入宫成为贵妃，此后更是独得圣宠许多年，直到天宝十五年（公元 756 年）身亡。她一生嫁了两任丈夫却无一儿半女，可以说是个实实在在的原发性不孕症患者。

那么杨贵妃是什么原因生不出孩子呢？众所周知，唐朝是以胖为美的。杨贵妃符合那个年代的审美标准，必然是体态丰腴的。从临床经验中我们推测，杨贵妃这种体态肥胖的不孕症患者，很有可能得了临床上最常见的无排卵性疾病——多囊卵巢。

一、多囊卵巢综合征是种什么病

多囊卵巢综合征（polycystic ovary syndrome，PCOS）是临床上以稀发排卵和（或）无排卵、高雄激素血症为临床表现和（或）生化表现及卵巢多囊性改变为特征的一类症候群。PCOS 患者通常表现为月经紊乱、闭经、无排卵、痤疮、多毛、肥胖，胰岛素抵抗以及不孕，在育龄女性中的发病率为 5% ～ 10%，在不孕症患者中发病率可高达 25% ～ 30%。PCOS 患者的肥胖类型主要是腹型肥胖。我国肥胖人群中 PCOS 发病率为 34.1% ～ 43.3%，可见 PCOS 在肥胖人群中的发病率是很高的。

二、PCOS 的诊断要点

PCOS 的诊断需要具备以下 3 个要素中的 2 个:

（1）月经紊乱或闭经;

（2）高雄激素血症或高雄激素临床表现;

（3）双侧卵巢多囊样改变。

其中月经紊乱或闭经是必备诊断要素，同时排除其他可能引起高雄激素的疾病和引起排卵异常的疾病。

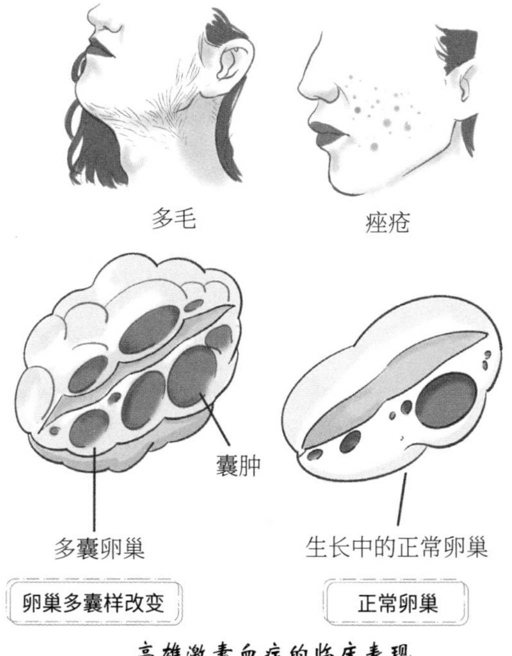

高雄激素血症的临床表现

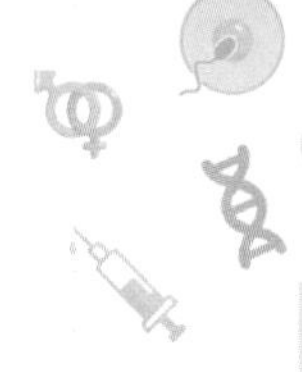

三、PCOS 的治疗方案

PCOS 的治疗方案多样，依据患者的临床诉求不同而各异。主要治疗方案包括以下几种：

1. 生活方式干预 生活方式干预是 PCOS 患者首选的基础治疗，尤其是对合并超重或肥胖的 PCOS 患者而言。

（1）饮食控制：需要限制热量摄入，选用低糖、高纤维饮食。改变不良的饮食习惯、减少精神应激、戒烟、少饮酒、少喝咖啡。

（2）运动：运动可有效减轻体重和预防肥胖。适量规律的耗能体格锻炼（每天至少 30 分钟，每周至少锻炼 5 次）及减少久坐的行为，是减重最有效的方法。

2. 调整月经周期 PCOS 患者的一个重要特征是月经紊乱，表现为月经周期延迟甚至闭经。部分患者可有月经淋漓不尽的症状。这些患者由于缺乏孕激素的转化作用，加之长时间低水平雌激素环境刺激，子宫内膜容易诱发恶变，因此对于各个年龄阶段的 PCOS 患者都需要调整月经周期，使患者每年至少有 6 次的月经来潮。

（1）周期性使用孕激素：可以作为青春期、围绝经期 PCOS 患者的首选，也可用于育龄期有妊娠计划的 PCOS 患者。

（2）使用短效复方口服避孕药：短效复方口服避孕药不仅可调整月经周期、预防子宫内膜增生，还可使高

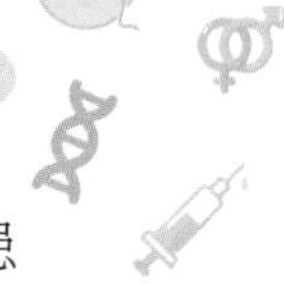

雄激素症状减轻，可作为育龄期无生育要求的 PCOS 患者的首选；青春期患者可遵医嘱酌情使用；围绝经期患者且无血栓高危因素者也可用，但应遵医嘱慎用，不作为首选治疗药物。

（3）雌孕激素周期序贯治疗：极少数 PCOS 患者胰岛素抵抗严重，雌激素水平较低、子宫内膜薄，单一孕激素治疗后子宫内膜无撤药出血反应，需要采取雌孕激素序贯治疗。该疗法也可用于雌激素水平偏低、有生育要求或有围绝经期症状的 PCOS 患者。

四、高雄激素的治疗

1. 短效复方口服避孕药 建议将复方口服避孕药作为青春期和育龄期 PCOS 患者高雄激素血症及多毛、痤疮的首选治疗。有部分女性在服药后痤疮明显好转甚至消失，皮肤变得光滑，就是该类药物抗雄激素作用的结果。

2. 螺内酯 适用于复方口服避孕药治疗效果不佳、有禁忌证或不能耐受复方口服避孕药的高雄激素患者。

五、促进生育

1. 诱导排卵 适用于有生育要求但持续性无排卵或稀发排卵的 PCOS 患者。促排卵药物的使用具有一定潜在风险，需要在医生的指导下使用，切勿以生育多胎为目的而使用促排卵药物。

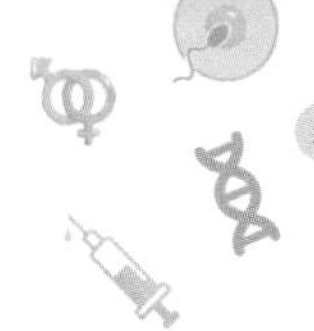

2. 腹腔镜卵巢打孔术 主要适用于氯米芬抵抗、来曲唑治疗无效、顽固性促黄体生成素分泌过多、因其他疾病需腹腔镜检查盆腔的患者。但因术后可能引起卵巢功能减退以及盆腔粘连，现在已较少应用。

3. 体外受精—胚胎移植 体外受精—胚胎移植（IVF-ET），也就是我们常说的“试管婴儿”，是 PCOS 不孕患者的三线治疗方案。PCOS 患者经上述治疗均无效时或者合并其他不孕因素（如高龄、输卵管因素或男性因素等）时需采用 IVF-ET 治疗。

六、调整代谢

代谢紊乱是 PCOS 患者的主要临床表现之一，表现为胰岛素抵抗、肥胖等。

1. 二甲双胍 是目前治疗 PCOS 患者胰岛素抵抗或糖耐量异常的首选药物。适用于：① PCOS 伴胰岛素抵抗的患者；② PCOS 不孕、氯米酚抵抗的患者促性腺激素促排卵前的预治疗。

2. 其他降低胰岛素抵抗的药物 如吡格列酮、阿卡波糖等。

多囊卵巢综合征引起的不孕症是可以治疗，也是易于治疗的，如果杨贵妃生于当代可能就不会有无儿无女的遗憾了。

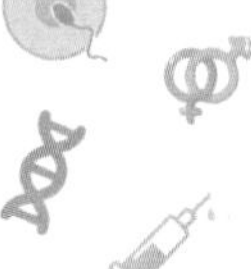

总之，PCOS 是一类伴随代谢紊乱的慢性疾病，影响患者余生的健康，需予以长期管理。对于 PCOS 患者的治疗不能仅局限于解决当前的生育或月经问题，还需要重视远期并发症的预防。对于患者而言，应建立起一套长期的健康管理策略，对一些与并发症密切相关的生理指标，如糖尿病、代谢综合征、心血管疾病也应进行随诊，做到疾病治疗与并发症预防相结合。

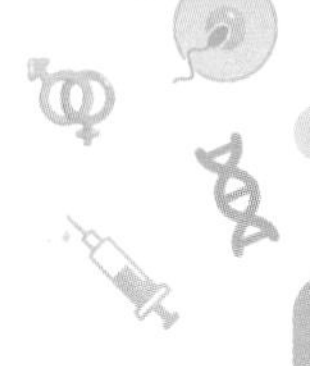

宫腔粘连——子宫性不孕的顽症

宫腔粘连是临床上常见的子宫性不孕症。它是指子宫内膜损伤导致宫腔部分或全部闭塞的一种后天获得性疾病。1948 年，Asherman 医生详细描述了 29 例流产或产后清 / 刮宫术所致宫腔粘连的病例，并将其定义为“损伤性闭经”(traumatical amenorrhea)，又称为 Asherman 综合征。

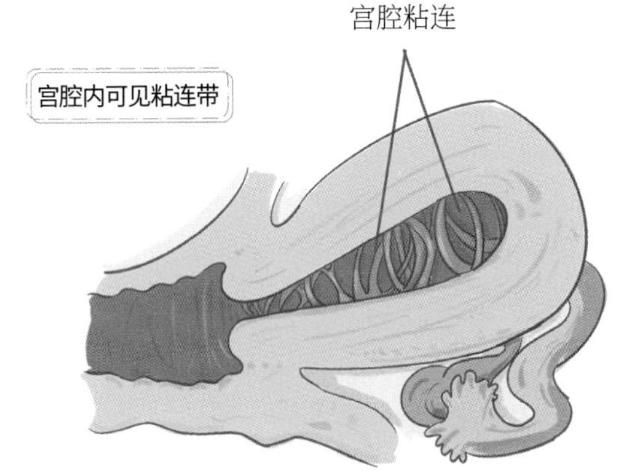

几乎所有的宫腔粘连都是因损伤或子宫内膜病变导致的，常见原因包括清 / 刮宫术、宫腔内手术操作、子宫内膜炎、生殖器结核等。其中最常见的原因是人工流产清宫术，60% 以上的患者是因此而引发宫腔粘连的。宫腔粘连的主要表现为月经量减少、不孕，以及反复自

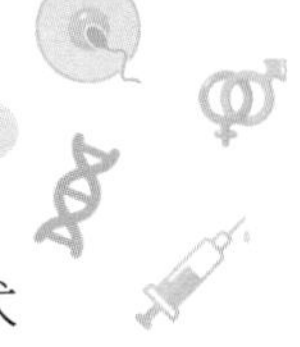

然流产。月经量减少通常发生在人工流产或清 / 刮宫术后，严重者甚至会发生闭经。由于宫腔粘连导致宫腔形态异常，子宫内膜遭到破坏，不孕和妊娠后流产的发生率显著增高。

宫腔粘连可以通过 B 超、子宫输卵管造影等检查发现，但最终的确诊依靠宫腔镜检查。在宫腔镜直视下可以清楚地看到粘连的范围、程度，并进行治疗。

没有症状和生育要求的宫腔粘连患者以观察病情发展为主，暂不进行治疗；对于不孕、反复流产、月经过少且有生育要求的患者，则需要积极进行手术治疗，因为宫腔粘连不可能自愈或以非手术方式获得痊愈。宫腔镜下宫腔粘连分离术是治疗宫腔粘连的首选方式，粘连分离后需要放置球囊或宫内节育器数天至数月再取出，以防止发生再粘连。一些患者还需要进行数个周期的雌激素治疗来帮助子宫内膜恢复。但无论是哪一种方式的治疗，子宫内膜的环境都不可能恢复至受损前的状态。即使宫腔形态恢复正常，已经损伤或破坏的子宫内膜也难以完全修复，好比一个打碎的花瓶，进行粘合修复后虽然可以使用，但碎裂的痕迹无法抹去。

通过宫腔镜手术治疗，仍有部分患者会再次出现宫腔粘连。宫腔粘连再发的概率与宫腔粘连的程度有关，一些重度宫腔粘连患者的复发率可达 40% 以上，除了再次手术没有更好的解决办法。

年轻未育女性不要轻易尝试人工流产，脆弱的子宫需要您的细心呵护。

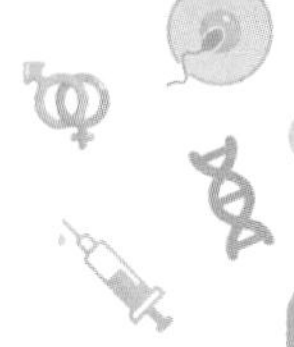

输卵管性不孕症

如果将精子和卵子分别比作牛郎和织女，那么输卵管就是精子和卵子相会的“鹊桥”。精子和卵子在输卵管内相遇，形成胚胎后再通过输卵管返回宫腔内。输卵管这座“鹊桥”一旦出现病变，不仅影响怀孕，还有可能导致宫外孕。

输卵管性不孕症是女性不孕最主要的病因之一，占女性不孕的 25% ～ 35%。引起不孕的输卵管病变包括输卵管周围炎、输卵管功能异常、输卵管积水和先天性输卵管畸形等。

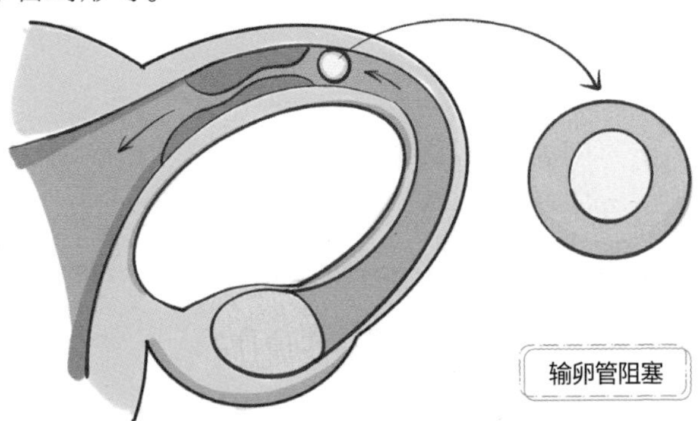

输卵管阻塞

许多输卵管病变并没有明显的临床症状，有些患者仅仅表现为不孕，部分患者可能有下腹疼痛、盆腔包块以及白带异常的表现。引起输卵管病变的主要原因为盆腔感染、子宫内膜异位症、盆腔手术史等。

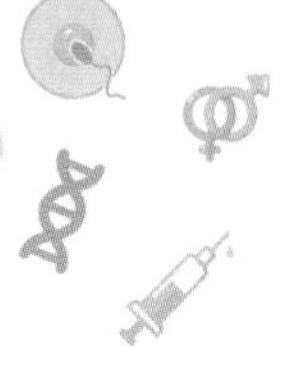

一、输卵管通畅度的检查

输卵管通畅度的检查通常在月经干净后 3 ～ 5 天时进行，检查时将不同类型的显影剂注入宫腔，通过观察显影剂由宫腔—输卵管—盆腔的扩散情况来判断输卵管通畅度。常用的检查方法有以下几种：

1. 子宫输卵管 X 线造影 诊断输卵管通畅性的首选检查。

2. 子宫输卵管超声造影

3. 宫腔镜下输卵管插管通液

4. 腹腔镜下亚甲蓝通液 为目前评估输卵管通畅性最准确的方法，但操作复杂，价格昂贵。

5. 子宫输卵管通液术 是最早用于检测输卵管通畅性的方法之一，该方法虽然简便、价廉，但因为准确性不高目前已逐渐淘汰。

二、输卵管病变的治疗

对于没有生育需求也没有临床症状的患者，输卵管病变不需要处理。如果有生育要求，可有以下选择：

1. 腹腔镜下输卵管整形疏通术 适用于输卵管远端梗阻、输卵管结扎后复通及同时有轻度子宫内膜异位症的年轻患者。

2. 输卵管插管疏通术 可以在宫腹腔镜、B 超或 X 线下进行，适用于输卵管近端及全程梗阻的患者。

3. 体外受精—胚胎移植（IVF-ET） 适用于各种类型的输卵管病变，特别是年龄 >35 岁、卵巢功能下降、不孕年限较长或复发性输卵管病变的患者。

三、特殊输卵管病变的处理

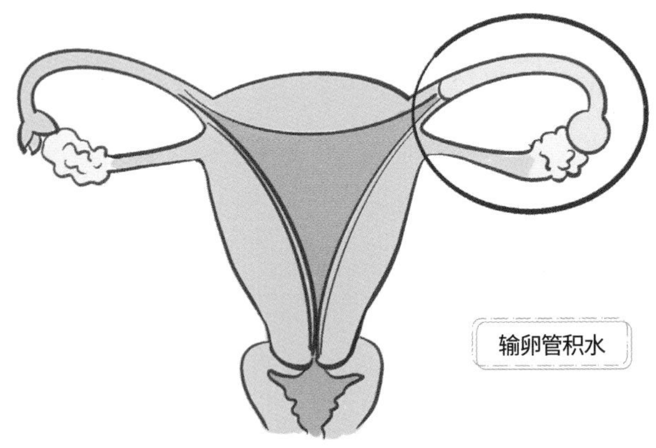

输卵管积水是影响 IVF-ET 成功率的主要因素，因为炎性积水不仅对胚胎有毒性作用，积水反流至宫腔还可能将胚胎冲离合适的着床位置。因此对于输卵管严重积水的情况需要积极处理。处理的方法包括以下几种：

1. 输卵管近端钳夹术 即在输卵管与子宫相接处上一钛夹，阻断积水反流。

2. 输卵管栓塞术 在宫腔镜引导下将栓子栓塞于两侧输卵管开口处。

3. 输卵管积水穿刺抽吸 不作为推荐方式，因为输卵管内的积液好比井水，如果炎症因素不去除，抽吸后积水可能很快复发。

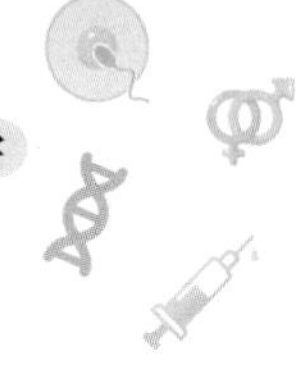

四、输卵管病变的预防

注意外阴和经期卫生，避免不洁性交，避免不必要的人工流产，是预防输卵管病变最好的方法。

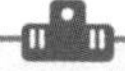

最后，祝愿所有有计划的“相会”都有一座通畅的“鹊桥”！

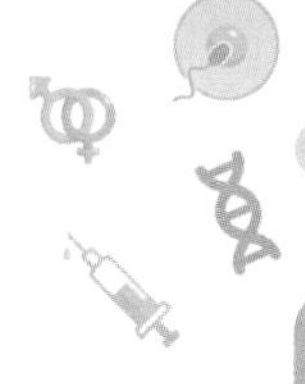

神秘的试管婴儿

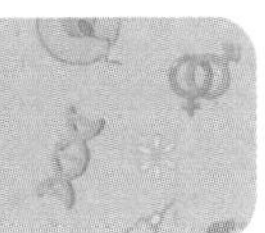

体外受精—胚胎移植 (IVF-ET)，即我们常说的试管婴儿，是指将精子和卵子取出后在体外进行受精，发育成胚胎后再移植入子宫的过程，根据体外受精的方式不同又分为体外受精 (IVF) 和卵胞浆精子注射 (ICSI) 治疗。自 1978 年第一例试管婴儿出生至今，全世界借助试管婴儿技术出生的婴儿累计有 600 多万，我国每年经试管婴儿技术治疗后出生的婴儿已达 20 多万，居世界第一。试管婴儿技术已经成为治疗不孕症最为有效的手段之一。

一、哪些人适合接受试管婴儿治疗

实际上不孕症的治疗有多种，并非每个患者都需要接受试管婴儿治疗。对于单纯排卵障碍的患者（比如多囊卵巢综合征）通过促排卵治疗后能够正常排卵，即有怀孕的可能；对于性功能障碍的患者，接受人工授精治疗也能达到怀孕的目的。需要接受试管婴儿治疗的患者人群有以下几类：

1. 输卵管异常 比如各种原因导致的输卵管梗阻、积水、炎症、缺如。

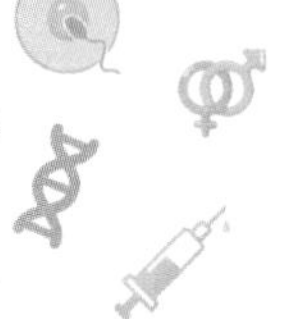

2. 严重的少弱精子症 精子浓度 <5×10^6/mL 或者精子活率 <10%。

3. 梗阻性无精子症

4. 中重度子宫内膜异位症

5. 经过其他方式治疗无效的、不明原因的不孕症

6. 需要植入前遗传学诊断者

二、试管婴儿的治疗过程

试管婴儿的治疗过程比较复杂，具体来说分为以下几个步骤：

1. 超促排卵 是指用药物诱导多卵泡发育。正常情况下卵巢每个月会排出一个卵子，但一个卵子对于试管婴儿治疗来说太少了，必须通过超促排卵获得足够多的卵子才可以。但排出的卵子并非越多越好，获卵数目为 9～15 个比较理想，获得卵子太少可能没有可移植胚胎，获取太多卵子会增加卵巢过度刺激综合征（OHSS）的发生风险。

2. 取卵 取卵的方式目前通常为在 B 超引导下应用特殊的取卵针经阴道穿刺成熟的卵泡，吸出卵子。部分医疗中心为减轻取卵者的痛苦，在取卵术中采用全凭静脉麻醉。

3. 体外受精 精液经过特殊处理后注入放有卵子的培养皿，以期自然结合。一些严重少弱精子的患者、卵子透明带异常的患者以及自然受精率低的患者需要接受 ICSI 治疗，以提高受精率。

4. 移植 通常在取卵后 3 天进行移植，医生应用一根很细的胚胎移植管，通过子宫颈将最好的胚胎移入子宫。根据年龄、胚胎质量和既往试管婴儿治疗的结局，通常会将 1 ～ 3 个胚胎植入子宫腔。移植胚胎数目越多，多胎妊娠的风险越高，因此现在绝大多数医疗中心提倡单囊胚移植或最多移植 2 个胚胎。

5. 黄体支持 因为药物及取卵的影响，接受试管婴儿治疗的患者可能存在黄体功能不足的情况，在移植后需要常规给予黄体酮补充孕激素直到移植后 14 天左右，确定妊娠后可以根据医嘱用药至移植 28 天或更长。

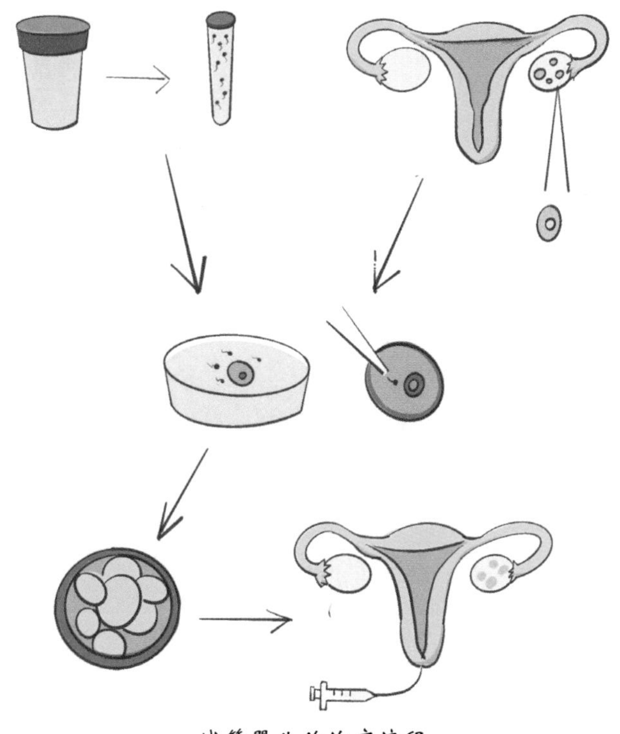

试管婴儿的治疗流程

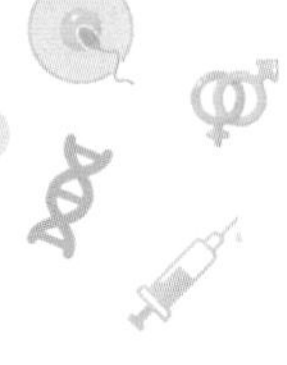

三、试管婴儿治疗的并发症

尽管试管婴儿治疗的妊娠率比较高，是不孕症治疗方式中妊娠率最高的，但试管婴儿治疗过程中仍然会出现以下一些并发症，值得引起重视。

1. 卵巢过度刺激综合征 试管婴儿治疗过程中最常见的并发症，主要由促排卵药物应用引起，临床表现为双侧卵巢体积增大，血管通透性增加，导致大量以白蛋白为主的高蛋白液体从血管进入人体的第三间隙（主要是胸腹腔），出现胸腔积液、腹腔积液、电解质紊乱、少尿、血容量减少、血液浓缩等一系列症状。中重度的卵巢过度刺激综合征发生率为 2% ～ 6%，这类患者通常需要接受住院治疗，严重者需要终止妊娠来缓解症状。

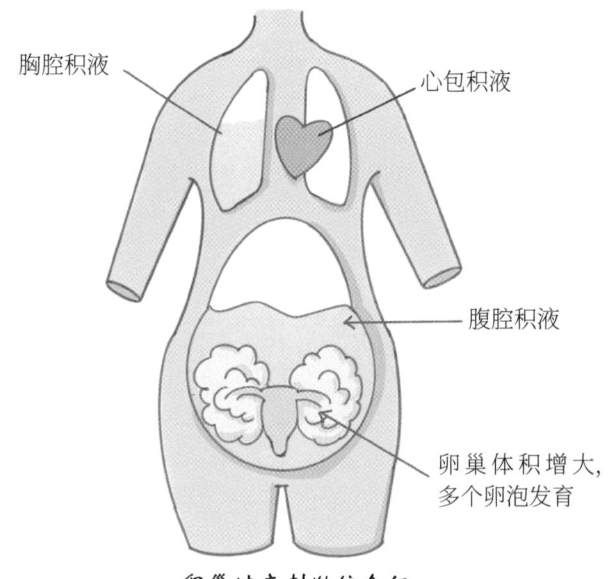

卵巢过度刺激综合征

2. 出血 研究报道显示，约 8.6% 接受试管婴儿治疗的患者发生阴道多量出血，0.07% 的患者发生需要接受手术治疗的腹腔内出血。取卵时穿刺针必须穿过阴道、卵巢，造成穿刺点出血，特别是使用促排卵药物后卵巢增大、质脆，容易发生出血。此外，卵巢位置邻近膀胱，有 1% ～ 5% 的患者可能出现膀胱出血的症状，如血尿；更为罕见的是伤及盆腔大血管造成大出血。

3. 感染 一些接受试管婴儿治疗的患者本身可能存在盆腔及阴道的病源微生物隐匿性感染，在接受取卵或移植手术时，可引起上行性感染，导致盆腔炎。

4. 多胎妊娠 自然妊娠情况下多胎妊娠率大约为 1%，试管婴儿治疗由于每次移植可以植入 1 ～ 3 个胚胎，使得发生多胎妊娠的概率大大增加。目前试管婴儿治疗导致的医源性多胎妊娠率大约为 30%。多胎妊娠及分娩给母婴健康带来极大风险，其早产率、出生缺陷率、产后出血发生率都显著高于单胎妊娠。但多胎妊娠也是试管婴儿治疗可控的并发症，可以通过减少胚胎移植数目来避免。

5. 宫外孕 试管婴儿治疗技术受孕和自然妊娠一样，也会发生宫外孕，发生率为 4% ～ 10%，其中宫内外复合妊娠发生率达 1% ～ 3%。胚胎植入子宫后需要 3 天左右的时间才能着床，在此期间胚胎可以游走入输卵管、宫颈，甚至腹腔，引起异位妊娠。

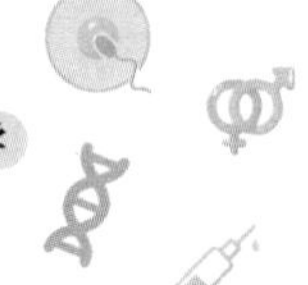

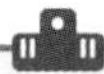

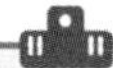

随着辅助生殖技术的普及，试管婴儿已不再那么神秘。试管婴儿和自然受孕出生的婴儿一样，在出生缺陷、个人－社会能力及认知、智力发育等方面无显著性差异。通过常规试管婴儿治疗技术衍生的胚胎植入前遗传学检测（PGT-A/M/R）、线粒体移植等为这一技术在阻断遗传性疾病的代际传递方面发挥了重要的作用。

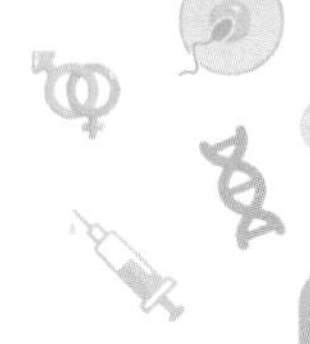

胚胎冷冻技术的前世今生

1972 年的英国，哺乳动物胚胎冷冻技术获得重大进展，首例冷冻小鼠宝宝出生；11 年后，人类的首个冷冻宝宝在澳大利亚出生了，这是人类辅助生殖技术的又一个飞跃，它使试管婴儿周期中多余的宝贵胚胎有了安身立命之所。

胚胎冷冻技术是辅助生殖技术的重要衍生技术，它有助于提高单个取卵周期的胚胎利用率和累积妊娠率，降低患者的治疗费用及卵巢过度刺激综合征的发生率，并在生育力保存中发挥重要作用。随着胚胎冷冻技术的不断成熟，冷冻胚胎移植（FET）完成周期数不断增加。2017 年全国 216 家生殖中心共完成 FET 198918 周期，占所有移植周期的 43.73%，临床妊娠率达到 50.78%。

使用超促排卵药物后，女性一个生理周期可以有多个优势卵泡发育，为体外受精（IVF）提供了充足的卵子来源。在一个 IVF 周期中获卵数越多，意味着形成可移植胚胎的数目越多，胚胎储备也越丰富。但是根据我国目前的政策，一个 IVF 周期最多可移植 3 枚胚胎，多余的胚胎将被冷冻保存于超低温环境（液氮，- 196℃）中，待需要时再将胚胎解冻复苏。因此这部分胚胎被称为冷冻胚胎，包括冷冻卵裂期胚胎（3 天）和冷冻囊胚（4 ～ 6 天）。目前各中心普遍采用玻璃化冷冻方式保存胚胎，相较于程序化冷冻，玻璃化冷冻对胚胎损伤更小，复苏率可达 90% 以上。

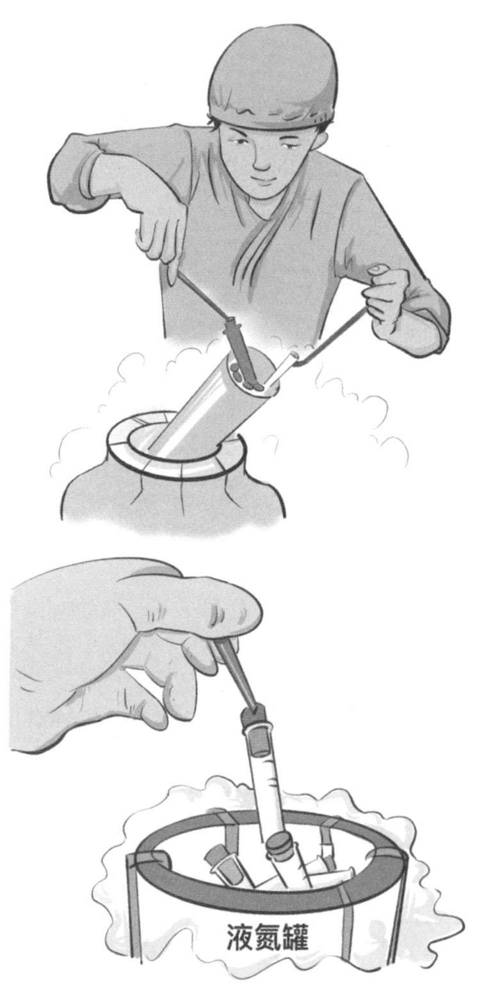

冷冻胚胎就保存在液氮罐中

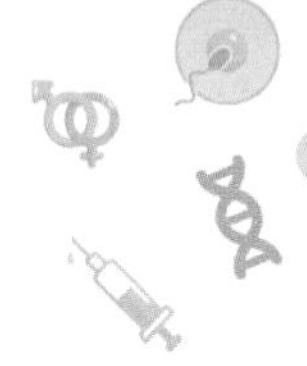

适用于冷冻胚胎移植的情况包括以下几种:

(1)IVF 周期中出现卵巢过度刺激综合征(OHSS)者，或为了预防出现 OHSS。因为一旦移植妊娠，将加重 OHSS 的临床症状。

(2)IVF 周期中出现不适宜移植的情况，比如子宫内膜厚度或形态异常，全身或生殖系统急性感染，取卵术后出血、孕酮水平异常增高等。

(3)进行胚胎植入前遗传学诊断者。

冷冻胚胎周期根据治疗方案的不同分为自然周期 FET、人工周期 FET、促排卵周期 FET。医生根据患者的不同情况选择治疗方案。自然周期 FET 适用于有规律排卵，无其他合并症的患者；人工周期 FET 适用于无规律排卵，或取卵周期子宫内膜较薄者；促排卵周期 FET 亦适用于无规律排卵患者。

胚胎冷冻技术发展至今已 40 年，长期、大量的临床观察显示，胚胎冷冻技术是安全、有效的，表现在以下 3 个方面:

(1)冷冻胚胎的妊娠率、活产率与新鲜胚胎妊娠率、活产率相当;

(2)胚胎冷冻保存对子代的出生缺陷率没有显著影响;

(3)冷冻胚胎出生后代性别比例同自然妊娠出生婴儿性别比例相似。

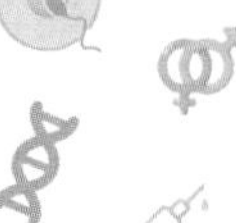

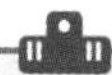

理论上冷冻胚胎可以长时间保存，全世界报道FET活产的冷冻胚胎保存时间最长为25年，但目前仍缺少大样本的研究探索这类经过长期极限冷冻胚胎保存时间的着床率、妊娠率以及胎儿的出生缺陷率。因此建议冻存胚胎尽可能在5年之内使用，拟再生育的夫妇最长保存和临床使用期限不要超过10年。

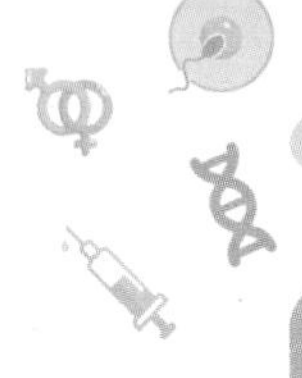

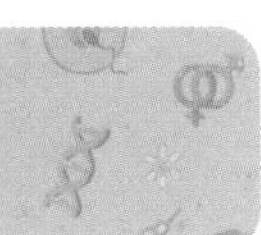

聊聊精索静脉曲张

一、精索静脉曲张是什么病

精索静脉曲张是指男性精索内的蔓状静脉丛异常扩张、伸长和迂曲的一种血管病变。精索静脉曲张多见于青壮年，常发生在左侧。由于它影响睾丸精子发生的微环境，常导致进行性睾丸功能减退，是男性不育的常见原因之一。

二、精索静脉曲张会引起哪些不适

多数患者无症状，多在体检时被发现不明原因的阴囊蚯蚓状团块。有些患者可感觉阴囊坠胀不适或坠痛，疼痛可向腹股沟区、下腹部放射，站立行走时加重，平卧休息后可缓解。

精索静脉曲张按严重程度分为四级：

0 级：无症状，仅彩超发现精索静脉曲张，静脉管径超过 2 mm。

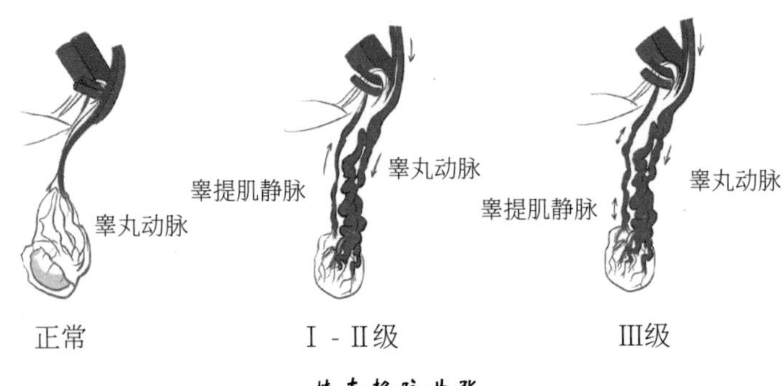

精索静脉曲张

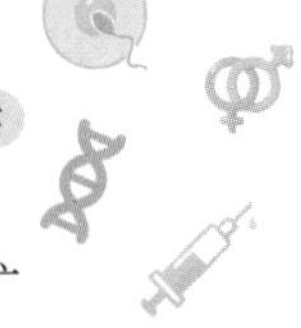

Ⅰ级：手触及不明显，但 Valsalva 动作时可出现扩张的静脉（Valsalva 动作为深吸气后紧闭声门，再用力做呼气的动作）。

Ⅱ级：手易触及扩张的静脉，但不能看见。

Ⅲ级：站立时，通过阴囊皮肤就可看到蚯蚓状的扩张静脉。

三、为什么会发生精索静脉曲张

精索静脉曲张是阴囊中静脉丛的异常扩张，大约有 15% 的男性从青春期开始发病。小于 10 岁的青春期前男孩中精索静脉曲张的患病率低于 1%。数据表明，随着男孩进入青春期，精索静脉曲张的发病率呈进行性增长。

精索静脉曲张 90% 发生于左侧，因为左侧精索静脉呈 90°角汇入左肾静脉，而右侧精索静脉斜行进入下腔静脉。但双侧睾丸静脉互相交通，单侧精索静脉曲张有可能对双侧睾丸成熟产生不利影响。小心漏掉“胡桃夹”现象（此现象为静脉受压），建议进行尿液分析判断是否存在血尿情况。

众多资料表明，身高体瘦的人更易发生精索静脉曲张，增加体重对精索静脉曲张形成有保护作用。

四、精索静脉曲张是否影响男性生育功能

在不育症人群中，精索静脉曲张的发病率高达 30% ～ 40%，而在普通人群中其发病率为 15% ～ 20%。

因此，精索静脉曲张是导致男性不育的主要原因之一。精索静脉曲张导致不育的原因如下：

（1）精索静脉内血液滞留，使睾丸局部温度升高，影响精子发生。血液滞留影响睾丸血液循环，CO_2 蓄积影响精子发生。

（2）反流来的肾静脉血液内的代谢产物可引起血管收缩，造成精子过早脱落。

（3）左侧精索静脉血液中的毒素可影响右侧睾丸的精子发生。

五、什么情况下的精索静脉曲张需要干预

医生的查体，彩色超声检查（血液返流、睾丸体积）和精液分析是推荐的检查手段。精索静脉曲张导致的不育者，如精液检查异常，且未发现其他影响生育的疾病，女方生育力无异常，应及时手术。重度精索静脉曲张伴有明显症状者，睾丸体积两侧相差大于 20% 者，应考虑手术。有精索静脉曲张但精液分析正常的青年人建议随访复查，每 1 ～ 2 年复查精液一次。

精索静脉曲张治疗的手术方式众多，以显微镜下精索静脉高位结扎术、精索静脉介入栓塞术疗效颇佳。一般治疗包括控制烟酒、饮食清淡、阴囊托法。药物治疗可选用迈之灵片、复合肉碱、伸曲助育汤、通精灵方剂、丹参等。

第二篇

妇产医学

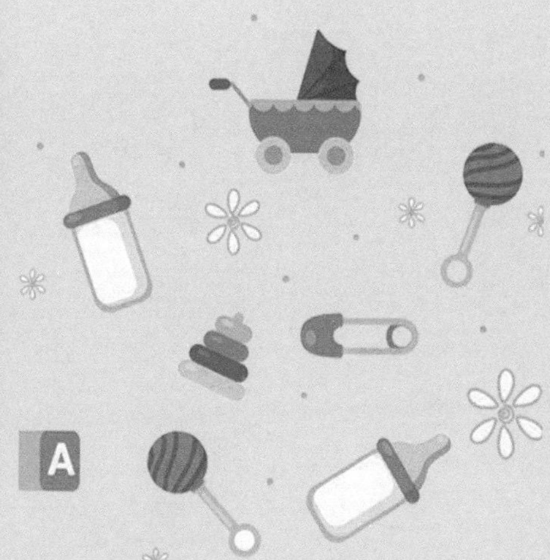

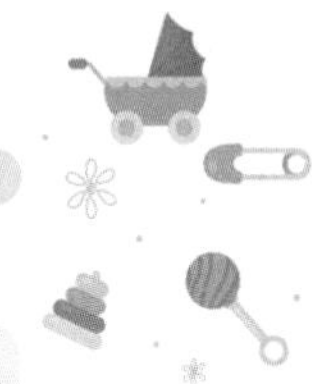

精子与卵子的爱情故事

准妈妈：“医生，我已经怀孕了，但是我不知道肚子里的宝贝有多大了。”

医生：“恭喜你成为准妈妈。宝贝的年龄是从你最后一次月经来潮的第一天算起，到今天的实际天数就是他（她）的胎龄。”

准妈妈：“医生，为什么宝贝的胎龄是从妈妈的末次月经的第一天算起呢？”

想了解宝贝胎龄的算法，我们先说说“精子与卵子的爱情故事”！

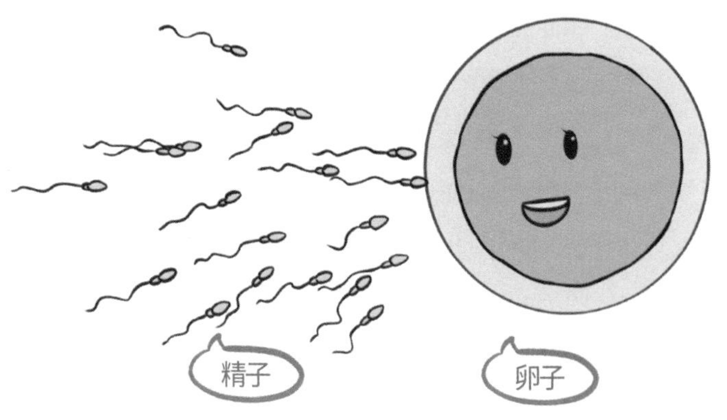

精子的使命就是与卵子相遇并受精

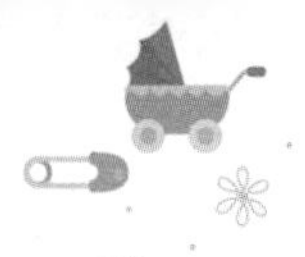

精子在追求卵子前，会收到如下命令："作为精子，你们的使命就是与卵子相遇并受精。"于是成千万甚至达亿的精子们在接收到这个命令后就会奋勇向前跑，不惜一切去完成任务。但是能与卵子"恋爱"，并结合完成使命的"幸运儿"只有一个。

在精子们奋勇前进的同时，母亲体内的卵泡们也会在层层淘汰与筛选后，选出一个最优质的卵子。卵子排出后，会被输卵管伞端捡拾并送入母亲的输卵管腔。精液射入阴道后，精子们会离开精液奋力经过子宫颈管、子宫腔后也进入输卵管腔内。在此过程中精子们会遇到母亲体内的黏液、免疫细胞等各种艰难险阻，最终能够到达卵子面前的精子只剩下几百个精英。在输卵管腔内，精子们和卵子相遇了，可真正残酷的竞争还在后面。这几百个精英同时向卵子求爱，但是卵子只会携手一个最优秀的精子步入婚姻的殿堂。在取得卵子的同意后，这个"幸运儿"的头部与卵子表面接触，进入卵子体内。与此同时，卵子还要阻止其他精子与其结合。"祝福你们！"没有收获爱情的精子们在送上祝福后，将会走到生命的尽头。多么轰轰烈烈的爱情故事啊！

精子进入到卵子体内后，会完成受精过程。受精后约 30 个小时，受精卵借助输卵管蠕动和输卵管上皮纤毛推动向宫腔方向移动，约受精 4 日后会进入母亲的子宫腔内。在受精 6 ～ 7 日后胚胎在宫腔内着床，也就是宝宝在子宫腔内找到一个他（她）认为最舒适的地方开始扎根生长了。

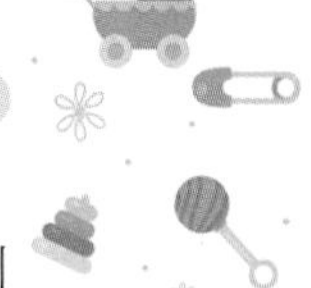

从这个爱情故事中可看出，一个胚胎能得以顺利生长，是他（她）的爸爸和妈妈经过层层筛选后，精子和卵子排除万难走到一起的结果。每个宝宝都是真正的爱情结晶。

胚胎从受精到成熟只需 38 周时间。一般排卵期在两次月经的中期。临床为了方便计算，以末次月经第一日开始计算，整个孕期为 280 天，即 40 周。以末次月经第一日开始计算孕周，还因为月经来潮的第一天具有唯一性，而排卵期或同房时间有时候不能准确了解，所以末次月经第一日开始计算，有利于预产期的推算。

当然，这个根据末次月经推算预产周期的方法是针对月经周期规律且正常的孕妈妈。如果孕妈妈的月经周期不规律，我们必须结合人绒毛膜促性腺激素（HCG）值、早孕反应开始时间、彩超结果、胎动开始时间等综合推算预产期。其中最准确的推算方法是超声检查。

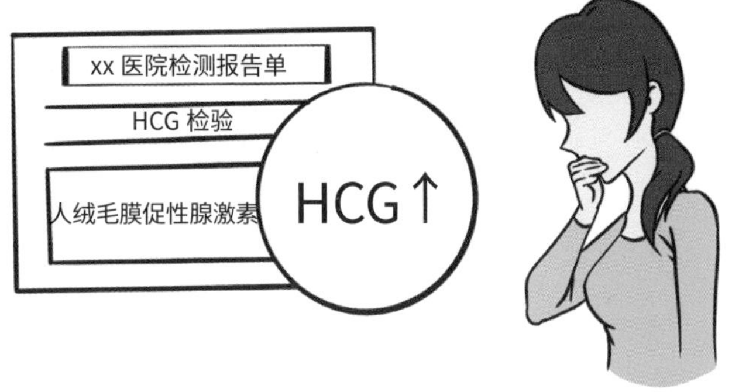

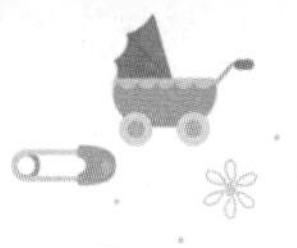

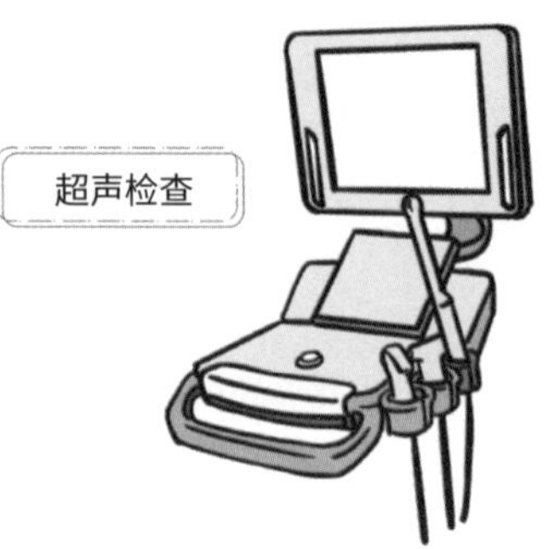

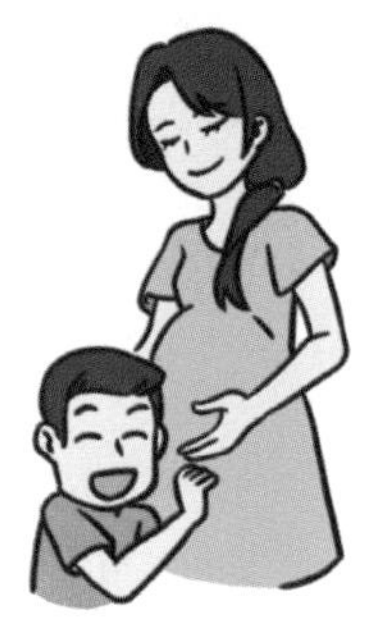

推算预产期的方法

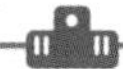

亲爱的宝贝，欢迎你来到这个世界，在你出现时医生们为了方便计算，已经给你增加了两周的日子。在之后的日子里，当你在妈妈肚子里慢慢长大的时候，我们还会为你和妈妈做检查、监测，帮助你茁壮成长。

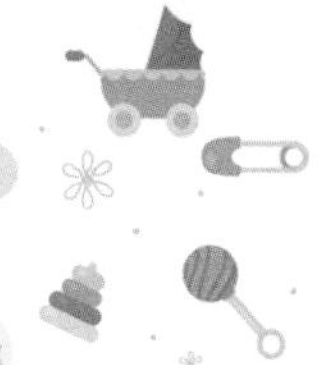

闲叙早孕保胎那些事儿

要不要保胎自古以来就是一个矛盾命题，也是误区很多的话题。

在医院门诊我们经常遇到有先兆流产的孕妇就诊，她们焦虑、紧张，甚至全家的情绪都随着孕妇的出血量的多少而波动。作为一名专业的妇产科医生，我觉得我有必要和早孕期的孕妈妈们好好聊聊。

一、何为早孕

妊娠期以末次月经的第一日算起，孕周未达 14 周者称为早期妊娠，也是我们常说的早孕。它是胚胎形成、胎儿器官分化的重要时期。

胚胎着床后有 31% 会发生自然流产（所以，自然流产并不是小概率事件！），其中 80% 的自然流产发生在孕 12 周前者，称为早期流产。接下来，我们主要说的是早期流产的事。

二、哪些人容易流产

“为什么我会流产？”这是妇产科门诊流产患者问得最多的问题。

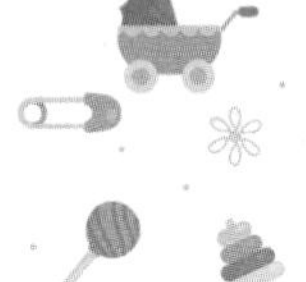

流产的原因包括胚胎因素、母体因素、父亲因素和环境因素。

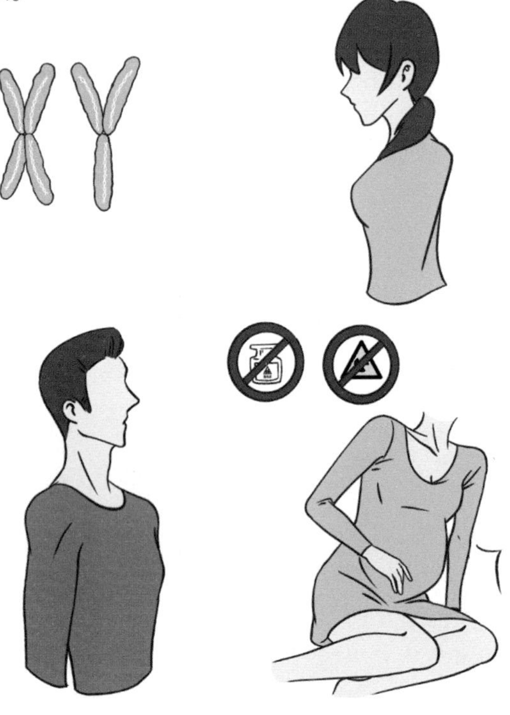

流产的原因

胚胎染色体异常是早期流产最常见的原因，占50%~60%。胚胎染色体异常是随机现象，也就是说拥有正常染色体的父母完全有可能孕育染色体异常的胚胎，而出现自然流产或稽留流产的表现。

母亲合并全身性疾病、生殖器异常、内分泌及免疫功能异常，以及不良习惯和不良心理等均可导致流产。父亲精子异常，过多接触放射物质和有害化学物质等也可导致流产。

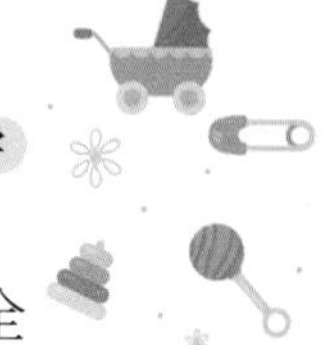

流产可分为先兆流产、难免流产、不完全流产、完全流产四种。在妇产科门诊最多见的是先兆流产，症状一般为少量阴道流血，偶有或没有轻微下腹痛或腰背痛。

诊断先兆流产不难，现在超声检查可明确诊断妊娠囊的位置、形态及有无胎心搏动，并确定妊娠部位和胚胎是否存活，这对于下一步保胎治疗尤为重要。

在孕 6~8 周时，抽血动态测定血 HCG 水平可以帮助了解胚胎发育情况，但 HCG 水平不是诊断先兆流产的金标准。

三、孕酮低，就要保胎吗

问题来了。很多孕妈妈一看我们的文章，就会指出来，既然提出要动态测定血 HCG，那还有必要监测孕酮吗？

门诊医生大多会要求先兆流产者抽血检测孕酮，但即使孕酮水平低了，医生在综合考虑后也不会建议每个患者都补充孕激素。

事实上孕酮水平并不是一个那么“靠谱”的金指标。孕酮在体内呈脉冲式分泌，血孕酮水平的测定值波动程度很大，因此对临床的指导意义不大。无论是国内还是国外的专家共识，均不推荐监测孕酮水平作为早孕期的常规评估指标。

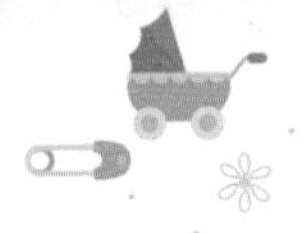

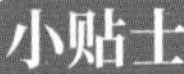

小贴士

孕酮水平不作为常规评估指标。到底哪些患者需补充孕激素呢？

2016 年孕激素维持早期妊娠及防治流产的中国专家共识指出，孕激素应用的适应证包括以下几个：

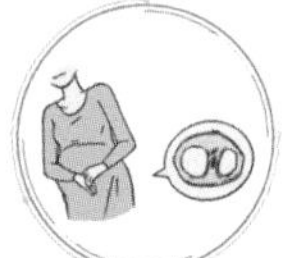

早期先兆流产（孕 12 周前）

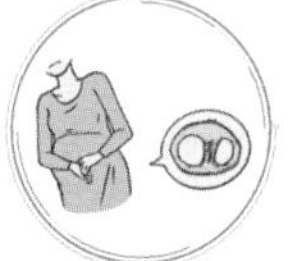

晚期先兆流产（孕 13~28 周）

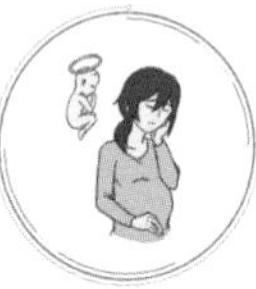

复发性流产再次妊娠

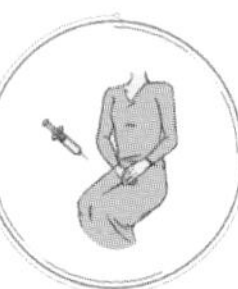

助孕周期

对于异位妊娠、疑似滋养叶细胞疾病、胚胎已死亡或者难免流产等情况均不应予孕激素治疗。

亲爱的孕妈妈们，关于保胎治疗是否需要使用孕激素的问题还是交给专业的孕产医生来决定吧！切不可盲目自行用药。

四、先兆流产，要不要保胎

首先，要明确是否为先兆流产。识别阴道出血是胚胎植入性出血还是先兆流产出血。正常情况下，受精卵在子宫内膜着床可能引起植入性出血，这种出血量较少，出血时间短，也无腹痛等不适症状。先兆流产首先出现的症状也是阴道出血，虽然有时出血量也不大（或为血性白带），但出血时间可达四五天甚至一周以上，还可能伴有轻微腹痛和腰背痛。如果在早孕期出现阵发性腹

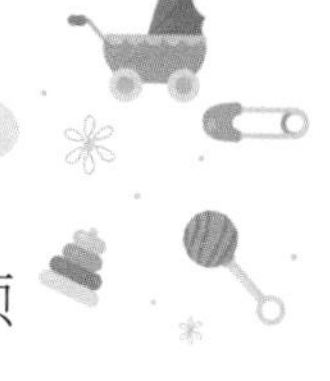

痛和阴道出血，这种情况是先兆流产的可能性较大，须立刻到医院检查。

其次，要寻找引起先兆流产的原因。如果流产的发生与胚胎发育不良、受精卵染色体异常或是孕妈妈身体病变有关，从遗传角度来看，不宜进行保胎，大多数发育不良的胚胎会通过自然流产而被淘汰。如果仅是因为孕期护理不当，如劳累、发生碰撞或摔倒造成的，可以通过适当地休息、护理进行保胎。需要药物治疗进行保胎时，一定要在医生的指导下治疗，切不可盲目自行用药，也不要迷信偏方。

再者，先兆流产的孕妈妈在保胎治疗期间应尽量卧床休息，最好不要从事任何体力劳动或做剧烈运动。如果保胎效果理想，一般 1 ～ 2 周应该可以看出治疗效果。如果已经没有腹痛和阴道出血，完全确定为正常妊娠以后再恢复正常活动或工作。总之，孕早期的孕妈妈要特别注意多休息并加强营养，避免工作劳累和营养摄入不足，以降低先兆流产的发生风险。

注意，孕妈妈保胎治疗期间，一定要注意调整自己的心态，保持好心情，避免焦虑，减少情绪波动。

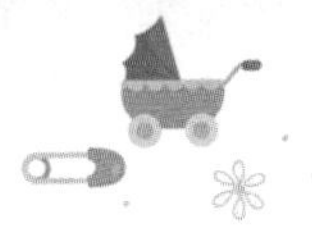

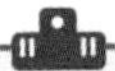
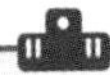

达尔文的自然选择说中有一个重要的竞争思想——适者生存。孕育也是物竞天择的过程，如果流产无法避免，请你充分信任医生，我们会尽可能减少你受的伤害，并会指导你的下一次妊娠。当然能继续妊娠的孕妈妈也必须定期产检，让医生为你的整个孕期保驾护航。

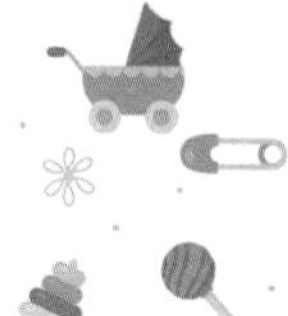

不可忽视的妊娠期贫血

产科医生：恭喜你成为准妈妈了，但是你的血常规检测结果不正常，其中血红蛋白值低于正常值。

孕妇A：医生，贫血不是问题，我妈妈说她怀我的时候也贫血，能吃能喝能睡，对胎儿没影响。你看我其他检查不是都挺好的嘛！

孕妇B：医生，您说我的血常规中红细胞平均体积（MCV）、红细胞平均血红蛋白含量（MCH）都下降，建议筛查地中海贫血。为什么要做地中海贫血筛查，还要查我丈夫的血常规？我贫血和他没什么关系吧！

孕妇C：医生，这个不可能，是不是检测有误呀？我孕前检查血常规都是正常的，我在孕期吃了好多红枣，也一直吃补血的食物，怎么可能贫血呢？

在产科门诊常规产检的孕妈妈中，许多孕妈妈面对妊娠期贫血不以为然。我们经常会听到以上的回答，这些观点都是不对的。

一、妊娠期贫血有什么危害

贫血是整个孕期较为常见的一种并发症。根据世界卫生组织（WHO）的标准：**妊娠期女性外周血血红蛋**

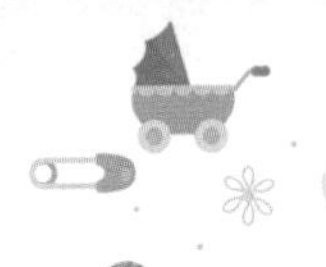

白（HB）值 <110 g/L 及血细胞比容 <0.33，即可诊断为妊娠期贫血。妊娠期贫血在孕中期发病率更高，以缺铁性贫血最常见。

根据孕妈妈外周血 HB 值可以将她们的贫血程度分为轻度贫血（HB：100 ～ 109 g/L）、中度贫血（HB：70 ～ 99 g/L）、重度贫血（HB：40 ～ 69 g/L）、极重度贫血（HB ＜ 40 g/L）。临床上出现重度以上的贫血者比较少，多数孕妈妈属于轻度贫血。

轻度贫血时孕妈妈一般没有明显的临床表现，以疲劳较为常见，中、重度贫血时可能会出现面色苍白、乏力、心悸、头晕、呼吸困难等。

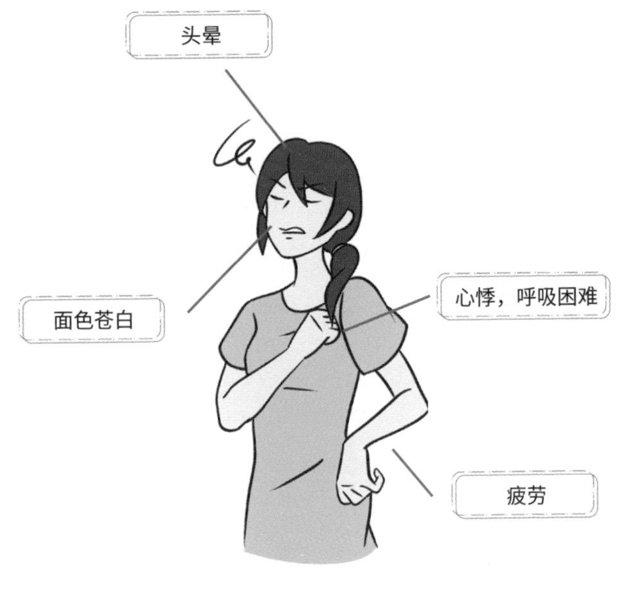

贫血症状

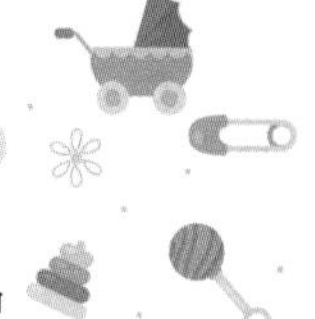

妊娠期贫血在中国的发病率高达 23.5%，如不引起重视，将会给母体、胎儿和新生儿造成近期和远期的不良影响。尤其是中、重度贫血的孕妇，她们对于分娩、手术、麻醉及失血耐受力低，易发生产后出血、失血性休克等。此外，贫血会降低产妇的免疫力，增加产褥感染的风险。

世界卫生组织（WHO）资料显示，全世界每年有数十万孕产妇因贫血死亡。中、重度贫血会导致胎儿生长受限、低体重儿、胎儿窘迫、早产或死产，甚至对胎儿远期也构成一定影响。

定期产检，监测血常规、血清铁蛋白，以便及时诊断，有效预防和治疗贫血对确保妊娠期女性及新生儿的健康极为重要。

二、地中海贫血有什么危害

每年的 5 月 8 日是“世界地中海贫血日”。

地中海贫血，简称地贫，是由于珠蛋白基因缺失或突变导致某种珠蛋白链合成障碍，造成 α 链或 β 链合成失去平衡而导致的溶血性贫血，因此地贫主要分两类：α- 地贫、β- 地贫。两类地贫有轻重型之分，临床可分静止型、轻型、中间型、重型。静止型、轻型和部分中间型患者一般可维持正常生活，重型患者常因慢性溶血或者反复感染可能在幼年期夭折。

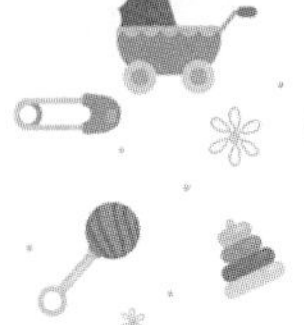

地中海贫血是由基因异常导致的，没有传染性，但会遗传给下一代。如果父母均为同型地贫基因携带者，就有生出重型地贫患儿的可能，因此表面看上去正常的父母也可以生出重型地贫患儿。所以要避免同型地贫患者婚配。

我国地中海贫血高发地区是广东、广西、海南、湖南、湖北、四川、重庆等地。在孕妈妈的血常规有异常提示时，需夫妇双方同时进行地中海贫血筛查，孕期进行产前诊断，如诊断明确为重型地中海贫血胎儿则建议终止妊娠。确诊地中海贫血的孕妇，不能盲目补铁，不然会造成体内铁负荷过多，导致其肝脏、心脏等脏器功能的损伤。

三、妊娠期缺铁性贫血如何预防和治疗

缺铁性贫血是妊娠期最常见的贫血，约占妊娠期贫血的 95%。有资料显示，孕妇外周血血红蛋白水平与其分娩死亡风险及围生期胎儿死亡风险息息相关，因此，孕产妇贫血的预防与控制十分重要。

1. 预防

有生育意愿的女性在孕前或孕期就要做好铁储备，这一点非常重要。孕妈妈在妊娠期需加强营养，多进食含铁丰富的食物，如动物血、肝脏、豆类等。促进铁吸收的有水果、绿叶蔬菜等富含维生素 C 的食物。红枣中的铁含量虽然在水果当中算是比较高的，但吸收率极低。

红枣的维生素C含量是水果中的佼佼者，所以可以作为补血的“辅助者”，但仅靠吃红枣很难预防和改善缺铁性贫血的症状。

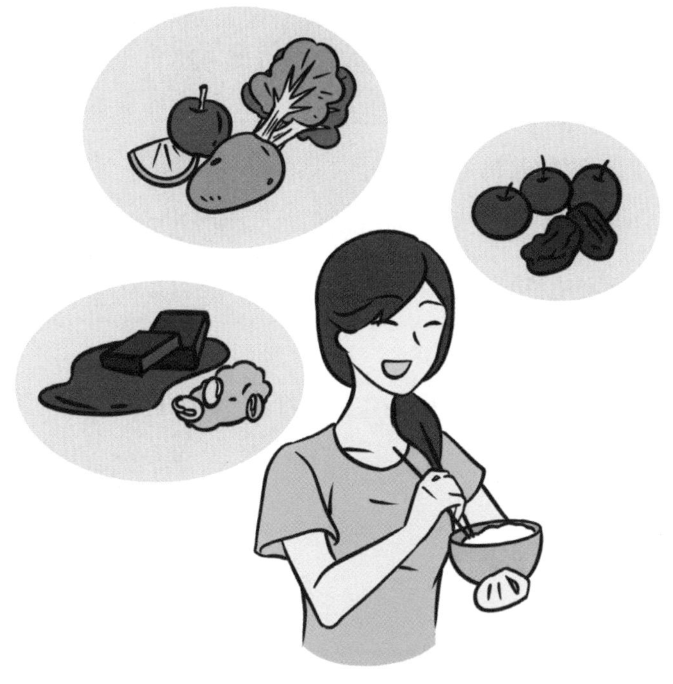

进食含铁丰富的食物

2.治疗

孕中晚期随着孕妈妈对铁的需求增加，仅通过食物难以补充足够的铁，需要补充铁剂等对症治疗。根据外周血血红蛋白水平补铁，安全、有效、易行。

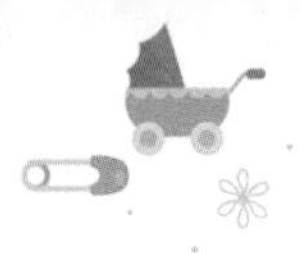

轻、中度贫血：以口服铁剂为主，改善饮食，进食富含铁的食物。口服补铁价廉且安全。诊断明确的孕妇应补充元素铁 100 ～ 200 mg/d。现在常用的口服铁剂很多，如琥珀酸亚铁、多糖铁复合物等。对于不能耐受口服铁剂、依从性不确定或口服铁剂无效者可选择注射铁剂。注射铁剂能使外周血血红蛋白水平快速并持续增长，其疗效优于口服补铁。

重度贫血：口服或注射铁剂，有些临近分娩或已经影响到胎儿的孕妈妈，除口服铁剂，还可以少量多次输注浓缩红细胞。

极重度贫血：首选输注浓缩红细胞，待 HB ＞ 70 g/L，症状缓解后可改为口服或注射铁剂。外周血血红蛋白水平恢复正常后，应继续口服铁剂 3 ～ 6 个月，或一直服用铁剂至产后 3 个月。

所有的孕妈妈一定要重视产检，如果检查发现血常规及血清铁蛋白异常，请在专业医生的指导下进行治疗。祝愿所有的孕妈妈都能在医生的保驾护航下拥有健康聪明的宝宝。

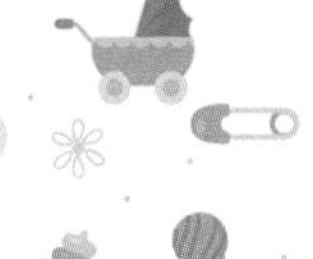

民以食为天，孕期这样吃

中国的饮食文化源远流长。四川的火锅、山西的面食、广东的靓汤…… 已经形成了中华美食独特的文化；还有婆婆妈妈的爱心煲猪肚、十全大补汤，这些美食孕期都能吃吗？饮食是如此重要，而孕妇的饮食更加重要，不仅关系到孕妇本身，还关系到腹中的胎儿。孕期怎样吃，一文解开你的疑惑。

首先，我们来看看孕妈妈在整个孕期的体重该增长多少（表 1-1）？

表 1-1 孕前 BMI 与孕期增重的关系

孕前 BMI	孕前体型	孕期体重增长合理范围 /kg	每周增重 /kg
<18.5	偏瘦	12.5 ～ 18	0.5
18.5～23.9	正常	11.5 ～ 16	0.4
24 ～ 27.9	超重	7.5 ～ 11.5	0.28
≥ 28	肥胖	5 ～ 9	0.22

注：双胎的孕妇孕期增重范围可适当增加，孕前体型正常（BMI <24）的双胎孕妇，孕期增重的合理范围是 17 ～ 25 kg，孕前体型超重（BMI 24 ～ 27.9）的双胎孕妇，孕期增重的合理范围是 14 ～ 23 kg，而孕前体型肥胖（BMI ≥ 28）的双胎孕妇，孕期增重的合理范围是 17 ～ 20 kg。

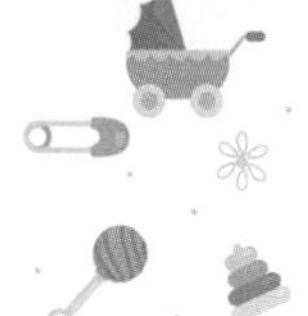

合适的体重增长不仅有利于胎儿的生长发育，对孕妈妈的产后恢复也至关重要。目前我们常用身体质量指数（BMI）来衡量体重是否在正常范围。BMI 是与体内脂肪总量密切相关的指标，其计算值等于体重（千克）除以身高（米）的平方【BMI= 体重（kg）÷ 身高^2（m^2）】。孕期增重的合理范围也可以通过孕前 BMI 值来判断。

那整个孕期应该怎样吃呢？孕期既要营养均衡又不能过度饮食，我们分别从孕期三个时期不同的营养需求来讲讲孕期营养的那些事儿。

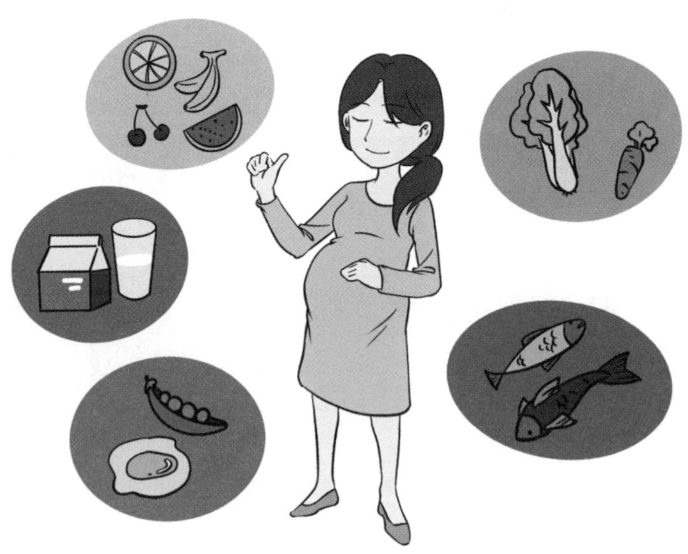

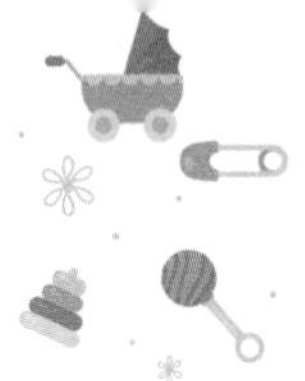

一、孕早期

大多数孕妈妈在孕早期会出现早孕反应，此时可以按照孕妈妈喜好，选择易消化及促进食欲的食物来减轻早孕反应。如果孕妈妈的早孕反应影响了正常进食，可选择少食多餐，保证每日热量的摄入。虽然孕吐暂时可能令孕妈妈无法保持对营养的均衡吸收，但在这一阶段无需过多担心进食量对胎儿的影响。因为孕早期主要是胎儿器官形成阶段，而非快速生长发育阶段，这时胎儿对营养的需求相对较少。

孕早期应特别注意叶酸和碘的补充。叶酸关系到胎儿的神经系统发育，孕前 3 个月及孕早期孕妈妈们要特别注意摄入叶酸，可每日服用叶酸补充剂 400 μg，同时摄入富含叶酸的天然食材，如各种深绿色蔬菜、动物肝脏、肾脏及豆类、蛋类等。保证摄入加碘盐、适当摄入海产品可以补充必需的碘元素。患有甲状腺疾病的孕妈妈一定要遵医嘱补碘。

二、孕中期

孕中期是胎儿迅速发育的时期，处于孕中期的孕妈妈体重迅速增长。这时，孕妈妈要补充足够的热量和营养，才能满足自身和胎儿迅速生长的需要。应讲究营养合理搭配的原则，适量增加奶、鱼、禽、蛋、瘦肉的摄入，避免进食过多的油炸类、甜食类等高热量食物，以免自身体重增长过快。

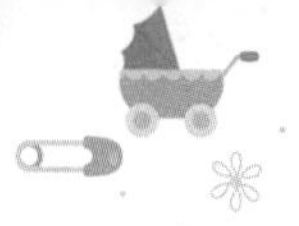

孕中期孕妈妈是缺铁性贫血的高发人群，应适当注意多摄入含铁丰富的食物，如动物肝脏、血和红肉等，预防妊娠期缺铁性贫血。补铁的同时补充维生素 C 也能增加铁的吸收。

此外，这一时期孕妈妈对钙的需求有所增加，孕期钙摄入不足可能会影响胎儿牙齿、骨骼的生长发育。因此，中国营养协会推荐孕中期孕妈妈应每日补充钙剂 300 ～ 500 mg，并多食用含钙较多的食物，如奶类、豆制品、虾皮和海带等。补钙的同时还应加服维生素 D 或常晒太阳，促进钙的吸收。

三、孕晚期

随着胎儿的生长，孕妈妈的腹部压力随之增大，孕妈妈常有胃部饱胀不适感，饮食应以清淡、少食多餐为原则。进入孕晚期，孕妈妈还需根据自身体重的增加范围来调整饮食，以为分娩储存必要的能量，可适当增加蛋白质和必需脂肪酸的摄入量，适当限制碳水化合物和脂肪的摄入（即减少精米、面等主食，以及油炸、高糖类等食物的量），避免过多食用糖分过高的水果及甜食，保证适宜的体重增长。钙、铁的摄入补充同孕中期一样，同时注意控制盐分和水分的摄入量。

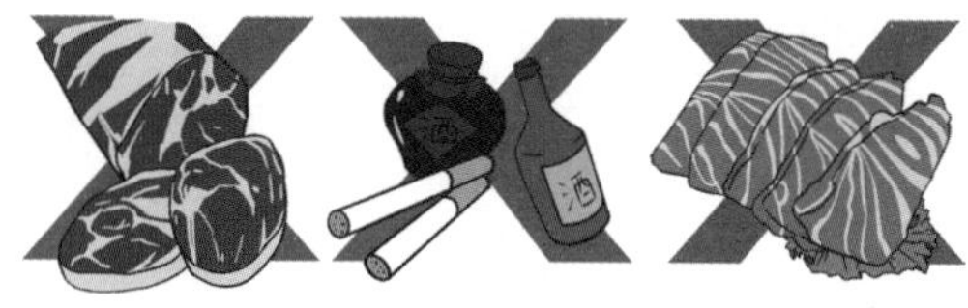

整个孕期孕妈妈都要遵循膳食营养平衡的原则，养成良好的饮食习惯。避免烟草、酒精、浓茶、咖啡等刺激性物质；禁食生鱼、生肉、生奶或未完全煮熟的肉类、蛋类等；少食腌制、熏烤食品等。

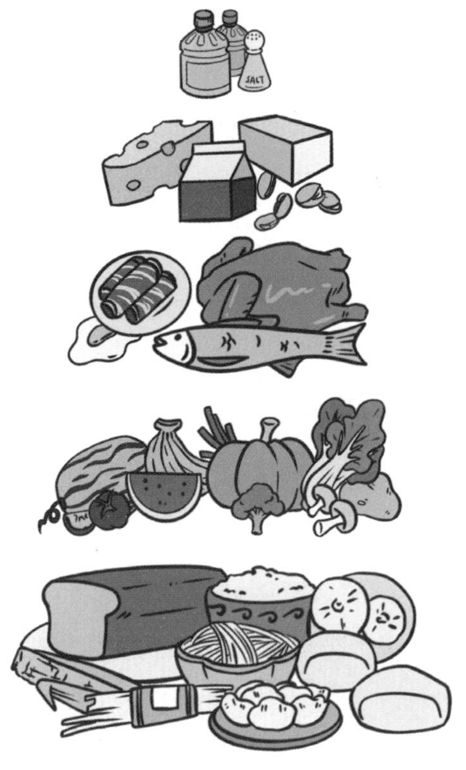

平衡膳食宝塔

总之，在这个大原则下，开启你的孕期膳食之旅吧！

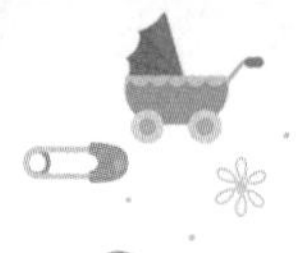

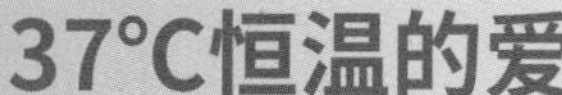

37°C恒温的爱

从宝宝呱呱坠地，到趴在妈妈的怀里吃奶，妈妈和宝宝的联系从生命的脐带延续到爱的母乳。许多新手妈妈可能会面临措手不及的喂养问题，本人作为一个两胎均实现母乳喂养超过两周岁的宝妈，同时作为一名产科医生，希望能在母乳喂养之路上给你一点经验。下面我汇聚了经常被问到的问题，一一为新手妈妈们解答。

一、宝宝的第一次吮吸

在孕足月后就可以适当地清洁乳头并做乳头矫正（乳头内陷的妈妈）。宝宝出生后第一时间进行早接触、早吸吮，第一次的亲密接触越早母乳喂养的实现率越高。宝宝的频繁吮吸是最好的开奶方式。鼓励宝宝和妈妈 24 小时同室，按需哺乳，鼓励妈妈母乳喂养的信心，除非有医学需要不用给新生宝宝喂配方奶、糖水等。

二、喂奶的姿势有哪些

妈妈喂奶没有标准的姿势，以宝宝和妈妈都舒适为原则。

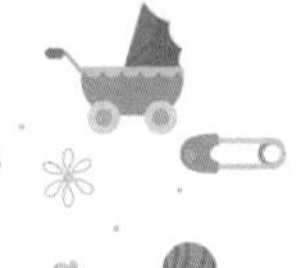

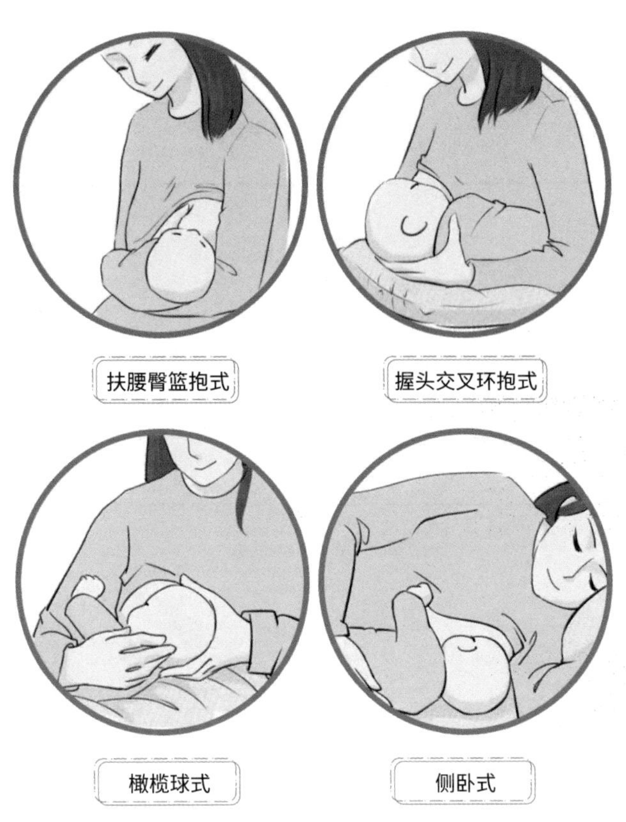

喂奶姿势

侧卧的姿势特别适合剖宫产的妈妈和夜间哺乳。

三、乳头被吸破了怎么办

首先，哺乳时宝宝要正确含接乳头，宝宝张大嘴，要包住全部或者大部分的乳晕吸吮。如果宝宝只含住乳头，很容易吸破乳头导致妈妈疼痛，甚至形成乳头皲裂而影响哺乳。尽量不用人工奶嘴，容易引起乳头混淆，宝宝就不愿意吮吸妈妈的乳头了。如果已经出现乳头皲

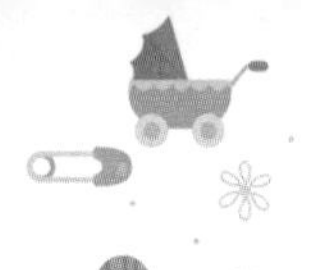

裂，可以在哺乳完后涂少许乳汁在乳头破处，也可以外涂羊脂膏保护。

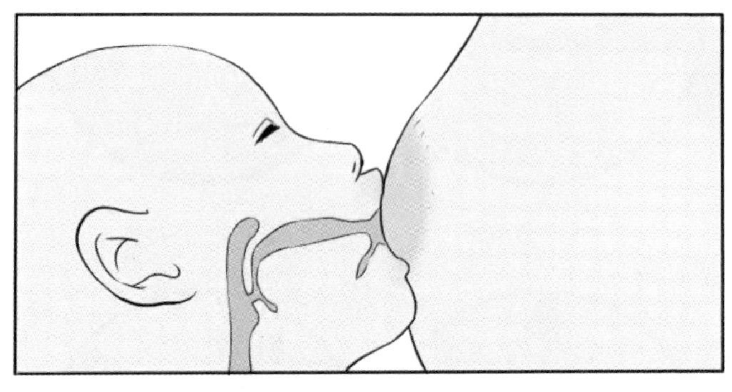

正确的含乳姿势

四、不知宝宝到底吃饱了没有，总担心母乳不够

其实刚出生的宝宝食量是不大的（表 1-2），可以每日观察宝宝的大小便情况（小便清或呈淡黄色，大便 2 ～ 4 次 / 日）及精神、睡眠情况 (每次哺乳宝宝吃饱后一般能睡 2 ～ 3 小时)，来判断母乳喂养是否足够。母乳充足的情况下，纯母乳喂养的前 6 个月，不用给宝宝加任何辅食或其他饮料，母乳可以提供宝宝生长发育所需的足够的营养。而且宝宝会自己调节吃奶量，可能有段时间妈妈会感觉宝宝特别能吃，频繁吮吸，那就是宝宝在给妈妈发信号要求多多产奶呢！频繁吮吸可能使妈妈的奶量在两三天内就大幅增多，以满足宝宝的需求。

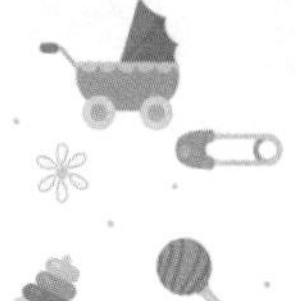

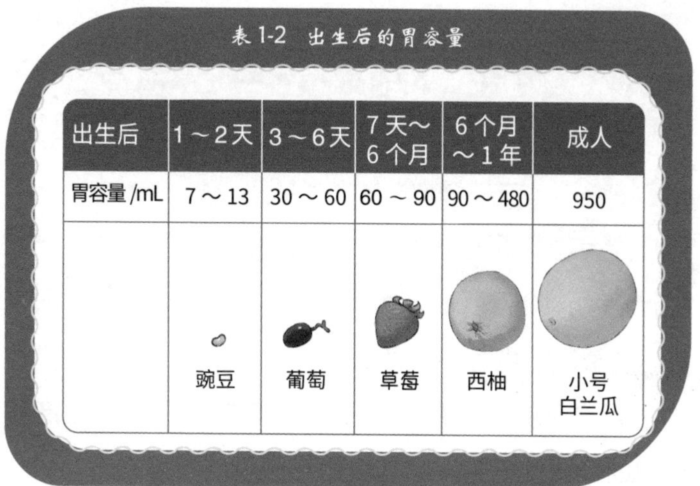

表 1-2 出生后的胃容量

出生后	1～2天	3～6天	7天～6个月	6个月～1年	成人
胃容量 /mL	7～13	30～60	60～90	90～480	950
	豌豆	葡萄	草莓	西柚	小号白兰瓜

五、遇到母婴分离怎么哺乳

母乳是宝宝最营养、最自然、最安全的食物。如果遇到母婴分离（如早产儿进入新生儿科治疗，或妈妈进入职场了），那定时排空乳房就是必需的了。可以选择拔奶器或手动挤奶，储备宝宝的口粮，间隔时间最好和平时哺乳频率一致，比如每隔 2～4 小时挤奶一次。

小贴士

母乳的储存

储存工具：最好选择专用的储奶袋或是专用的储奶瓶。尽量选择小包装的容器储存母乳，以便给孩子喂食时按需加热，在储奶器的包装上应当标注好储存的日期。

储存环境：如果是在一天内就要给孩子喂的奶，可以储存在 0°C～ 4°C的冰箱冷藏室中。如果准备长时间储存，应当储存在专用的冷冻室中。

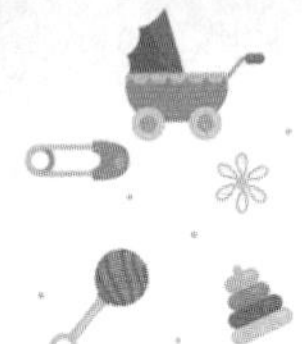

"月子"到底怎么"坐"

"月子"是中国特有的词。"坐月子"是指产妇生产后用一个月（顺产）或 42 天（剖宫产）的时间来进行休养。"坐月子"可以追溯至西汉《礼记·内则》，称之为"月内"，距今已有两千多年的历史，为产后必需的仪式性行为。从社会学和医学的角度来看，"坐月子"是协助产妇顺利渡过分娩前后生理和心理转折的关键时期。

"月子"在现代西医的概念里称为产褥期，是指从胎儿、胎盘娩出至产妇全身各器官（除乳腺外）恢复至正常或接近正常未孕状态所需的一段时间，一般为 6 ～ 8 周。

下面我们来讲讲新手妈妈们如何科学地"坐月子"。

一、"月子"里怎样吃

中国是饮食大国，民以食为天，中国不同地区产妇"坐月子"习俗的细节内容存在差异，但归纳起来我们发现这些行为习俗的误区，核心原则基本一致。

"月子"饮食常见误区："产妇'坐月子'不能吃蔬菜、水果及生冷食物"，理由是吃生冷食物会伤脾胃、伤牙齿，

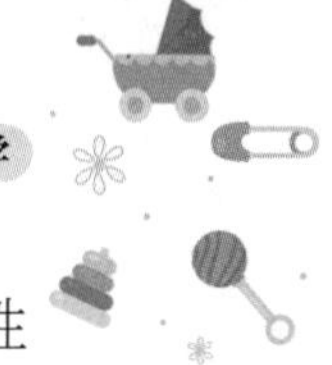

应专吃鸡蛋、小米粥、面条、红糖糯米饭等单一的热性食物；还有“‘月子’里不能让产妇喝白开水，只能喝鸡汤、桂圆汤、红糖水”等。

《中国居民膳食指南》推荐，每天应摄入平均12种食物，每周摄入25种以上食物，以达到以营养全面均衡。多种食物的组合才能满足身体的能力所需和营养素需求。所以“月子”里只能食用某几种食物、不能食用或限制食用蔬菜、水果的习俗是显而易见的饮食误区。“月子”饮食应该多样、不过量，重视营养的均衡摄入。

√以谷物为主，适当增加薯类、杂豆类主食。这些可以提供碳水化合物和B族维生素等必需营养。

√多吃蔬菜和富含优质蛋白质的食物。蔬菜可以提供多种维生素、纤维素，纤维素可以很好地促进肠胃蠕动，防止便秘。我们建议产妇每天的蔬菜摄入量约为500 g，以绿色蔬菜为主；奶制品、豆制品中含有丰富的蛋白质及哺乳期大量需要的钙元素，哺乳期的妈妈应该多饮用牛奶、酸奶、豆浆等，适当增加鱼、禽、蛋、瘦肉的摄入，满足优质蛋白质、脂类、脂溶性维生素的需要。海产品富含蛋白质和不饱和脂肪酸，有利于婴幼儿的大脑发育，哺乳期妈妈也可以适当增加，以新鲜、无污染为前提。

√适当食用水果。在排除糖尿病等妊娠并发症的前提下，产妇每天推荐摄入的水果量约300 g。可选择低

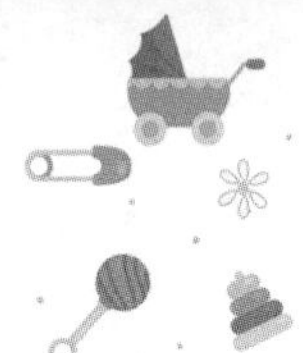

升糖的水果，如橙子、草莓、樱桃、柚子、猕猴桃、石榴、小黄瓜、圣女果等。水果建议在两餐中间吃，一日两次，每次 100 ～ 150 g，尽量不要餐后食用，不建议将水果榨汁饮用。

√ 哺乳期的妈妈要适当补充水分，多喝白开水，并补充汤类饮食，不喝或少喝含糖饮料。避免餐餐都是油脂厚重的鸡汤、猪脚汤等，喝汤时可以撇去浮油，也可以用清淡的鱼汤、蔬菜汤等代替，避免食用过多的脂类和嘌呤。

“月子”饮食禁忌：哺乳期的妈妈应该避免任何酒精类的饮品，酒精可通过乳汁对宝宝的大脑造成伤害。很多地区喜欢给产妇吃酒糟煮蛋之类的饮品，建议加热时间充分，让酒精充分挥发，且尽量少吃。另外生食的鱼类、肉类等也应该尽量避免。

二、“月子”里的住和行

老一辈的说法是“月子”里产妇不能外出见风，在屋内也要遮挡严实，以防受风，所以“月子”产妇须深居室内、尽量卧床，要将门窗紧闭。即使在炎热的夏季，也须包头盖被，穿长裤及长衣、长袜，并扎紧袖口和裤脚。其实这样密闭的环境不利于空气流通，容易造成细菌繁殖、螨虫滋生，无论是对产妇还是对新生儿，都是有害无利的。

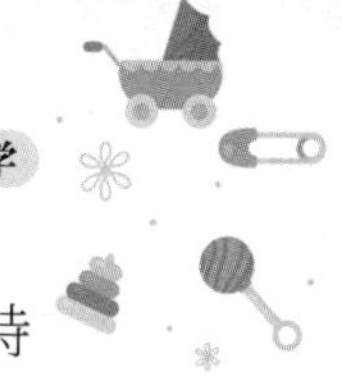

所以“坐月子”期间，每日仍需要开窗通风，保持气流通畅，天热时可开空调降低室内温度，避免过度湿热。产妇和宝宝都不可盖过厚的被子，尽量穿着宽松透气的棉质衣物。天气和温度适宜时，产妇可以适当出门活动、散步，呼吸新鲜空气。

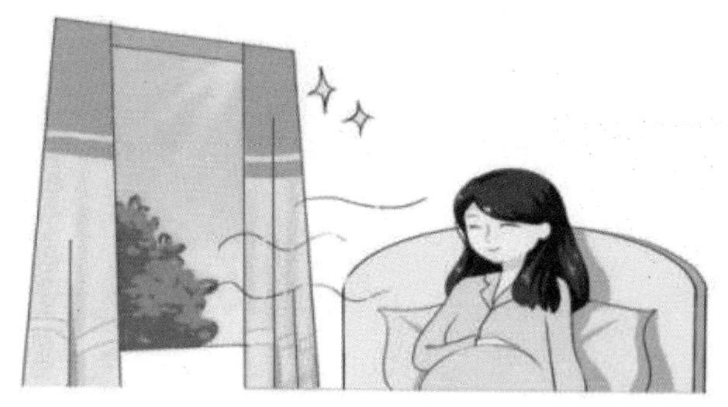

保持空气通畅

三、“月子”里也要讲卫生

一般顺产 3 ～ 7 天后便可进行淋浴。剖宫产的妈妈能否洗澡，要视伤口的恢复情况而定，一定要在伤口愈合良好、身体疲劳状态已恢复的前提下洗澡。洗澡时以 25℃室温、34℃～ 36℃水温为宜，每次洗澡时间不宜过长，每次 5 ～ 10 分钟，洗后要立即擦干身体，穿好衣服，不要让皮肤带着水分，以免着凉。新妈妈一定要根据自身的状况和家里的洗浴条件而定，尤其是冬季洗澡时，特别要注意室温、水温适宜，可提前开启浴霸等浴室取暖设备，在充分做好保暖措施后，才可放心地洗浴。

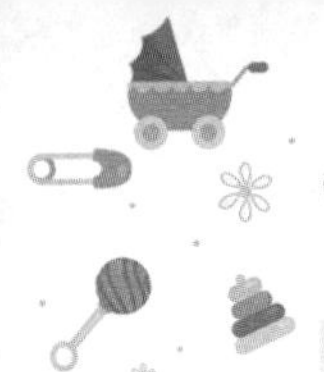

四、适当运动

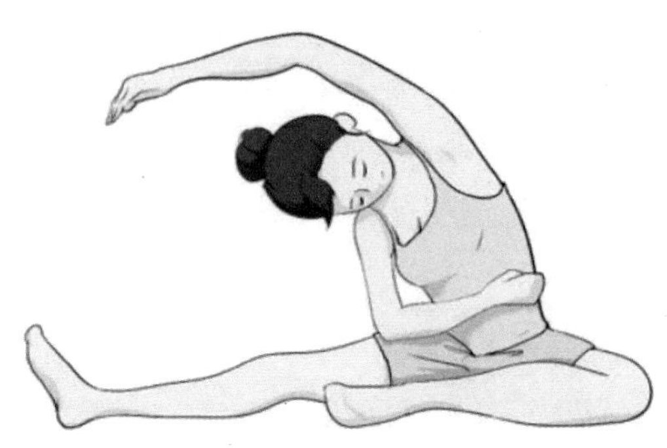

产后第一周，建议产妇要尽量卧床休息，不要做劳力性运动，因为这个时候产妇的身体还比较虚弱，恶露量也偏多。生产一周后可以开始适度运动，做一些动作比较舒缓的运动，如散步、瑜伽等。散步是比较适合新妈妈的运动。新妈妈散步时，最好有家人陪伴，一次时间不宜过长，以不感到疲惫为宜。如果天气情况不好，坐月子的新妈妈尽量不要出门散步，可以在室内多走一走。适当地运动对新妈妈身材的恢复很有益处，但切忌做过于激烈的运动。

五、“月子”里心情很重要

产后四周内，也就是“月子”里是女性产后抑郁的高发时段，由于生理、心理上的变化，产妇容易出现动力减低、沮丧、烦闷、失眠、易怒及各种躯体疼痛的症状。这些症状会较大程度地影响产妇自身的恢复及对新

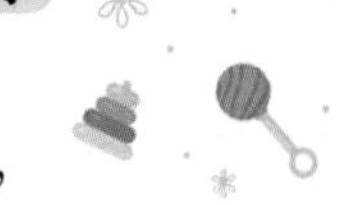

生宝宝的照护能力。新爸爸们千万不要想当然地认为，这是一种“作”“矫情”！产后抑郁很常见，大约影响着 20% 的围产期女性。因此，“月子”期间家里一定要保持和谐的气氛，尤其是新爸爸应该多体谅妻子，在精神和生活上都给予其支持。

“坐月子”是女性人生的重要阶段，产妇生理、心理都发生了巨大的变化。我们应该学习正确的经验及知识，抛弃腐朽的观念，度过一个健康、愉快的“月子”。

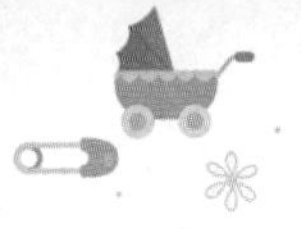

花季少女不该承受的“痛”

我坐在诊室里，一个高挑的年轻女孩进来了。她有看纤细的身材，浓浓的睫毛，带着口罩，电脑信息显示：李某，女，18 岁。“医生，我怀孕了。”虽然已在妇产科工作多年，也是老江湖了，但是每次碰到这样的女孩，我还是会心痛。常规问诊：“这是我第三次怀孕了，我还是不想要。”听到这里，我再也忍不住了，开始苦口婆心地碎碎念：“人工流产不是避孕措施。这样频繁做人工流产会对你的身体伤害很大。你一定要好好保护自己，要做好避孕措施。”

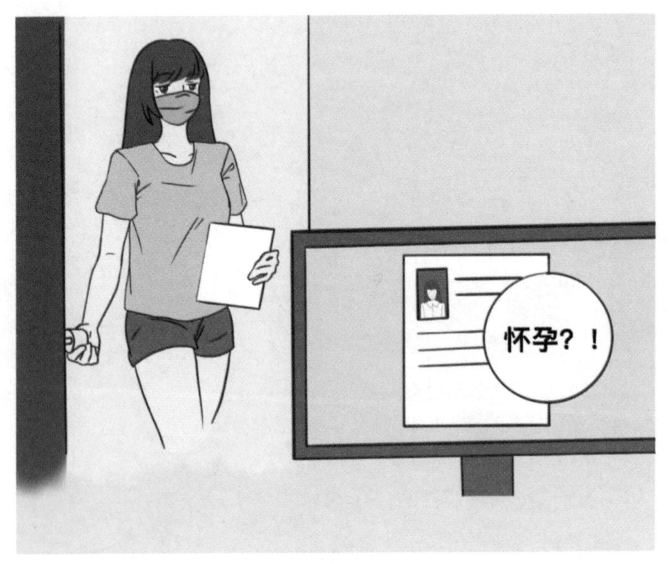

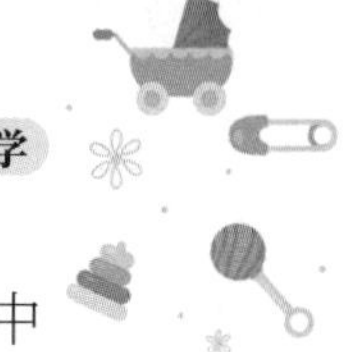

18 岁被称作人生阶段的花季时节，这是女孩一生中最美好的时光，本该无忧无虑，在学校里享受学习的乐趣，本该体会朦胧的初恋。可是看到眼前这如花似玉的女孩，她没有一丝羞涩，没有一点难过。我心里阵阵作痛：多好的年龄，却承受着本不应该在这个年龄承受的痛苦，真是让人疼惜。

世界卫生组织（WHO）规定青春期为 10~19 岁，是儿童到成年人的转变期，是生殖器、内分泌、体格逐渐发育至成熟的阶段。所以可以说一部分 18 岁女孩的生殖器官都还没有完全发育成熟。如果在这个时期怀孕，多次人工流产会对子宫、输卵管造成特别严重的不良影响，甚至造成不可逆的伤害。人工流产最主要的伤害如下：

其一，流产手术会打破阴道及宫颈黏液的防御体系，可使炎症逆行感染，影响输卵管的黏膜，造成输卵管堵塞及输卵管蠕动异常，甚至可能导致不孕或宫外孕等。

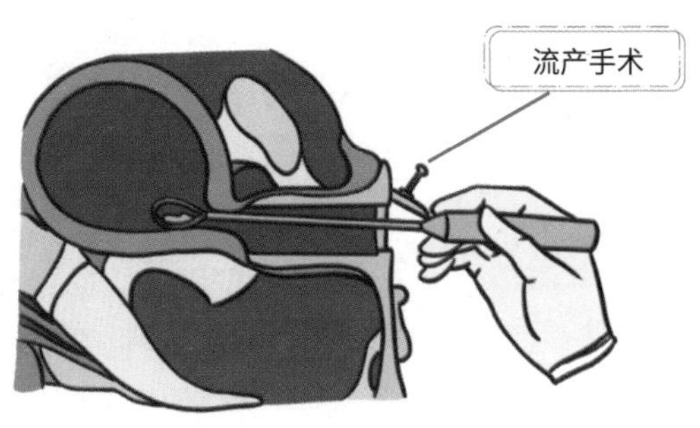

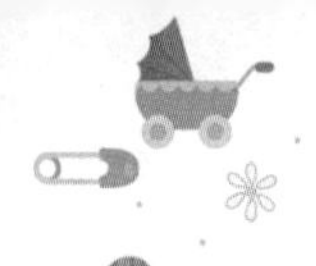

其二，流产会造成子宫内膜受损，如果受损严重可能致宫腔粘连、内膜不可再生等。在目前的医疗条件下子宫内膜受损造成的不孕是无法治愈的。

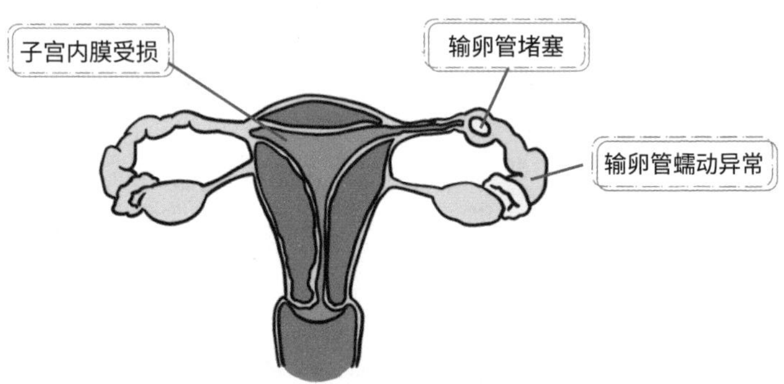

2004 年，WHO 正式发布了生殖健康战略，将“倡导科学避孕，加强流产后计划生育服务”列入“促进生殖健康”优先关注的领域。目前，我们每年平均有超过 800 万例次人工流产，人工流产率达 29.3%，25 岁以下女性占到 47.5%。更加值得关注的是，上海、北京等大城市重复流产率高于 50%，未婚人工流产率逐年上升，给女性健康带来严重伤害。

我国人工流产率居高不下的原因：一是育龄人群缺乏科学避孕知识；二是缺乏对青少年避孕需求的关注。所以我们希望女孩子们，不要在这个花一样的年龄肆意挥霍自己的青春，伤害自己的身体，最后造成终身的遗憾。在没有生育要求时，要学会科学避孕保护自己。

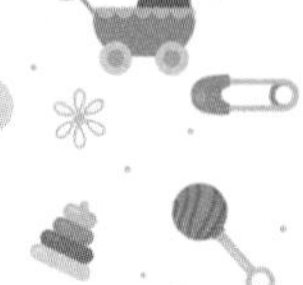

作为临床一线的医务工作人员，我们有责任也有义务进行孕产育的科学宣教，为女性提供人工流产手术前后的咨询服务，加强公众意识，从而促进女性的生殖健康。目前国内许多医院都已经开设了“PAC 门诊”（注：中国妇女发展基金会发起的“关爱至伊 · 流产后关爱”项目，简称PAC项目），加强医务人员和患者的沟通，告知患者人工流产及反复流产的危害，强化其“立即避孕”的意识，提供科学避孕的咨询和帮助其选择合适的避孕方法，使患者合理安排生育间隔，更好地享受生活！

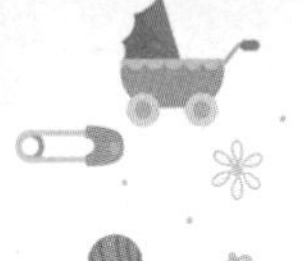

得了卵巢囊肿怎么办

卵巢囊肿好发于育龄期女性（20～50岁），是妇科门诊的常见疾病，有良性与恶性之分。5%～10%的女性在其一生中会患卵巢囊肿，其中10%的卵巢囊肿为恶性。卵巢囊肿的发生可能与环境、饮食、感染、激素等有关，早期一般无明显症状，随着囊肿体积的增大，逐渐表现出下腹部不适、白带异常或月经改变等。单纯性卵巢囊肿若不及时诊断与治疗，会继发感染、囊肿蒂扭转、恶变等，对患者的生活和工作造成不良影响。随着生活水平的提高和影像学检查技术水平的提高，卵巢囊肿的诊断率明显提高。

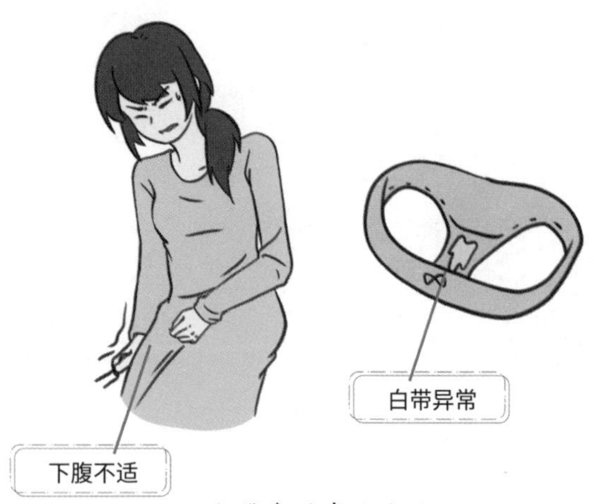

卵巢囊肿常见症状

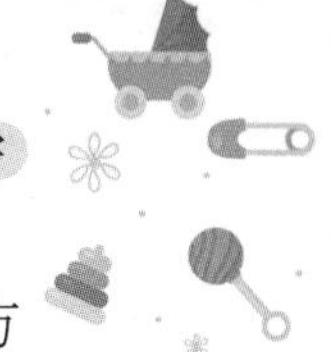

一旦发现卵巢囊肿，首要任务是判断患者的诊疗方案是密切随诊还是积极地进行手术治疗，及时筛查出恶性卵巢囊肿有助于提高治愈率。常用的筛查方法有体格检查、影像学检查、实验室检查等。体格检查也就是定期体检，进行妇科检查。影像学检查中超声检查经济、无创、方便，单纯性卵巢囊肿在超声下多表现为单房、壁薄、无回声、无乳头状突起、无实质区。实验室检查包括肿瘤标志物检测，其中 CA125 在超过 80% 的上皮性卵巢癌中有不同程度升高，人附睾蛋白 HE4 在 80% 的卵巢癌中可出现高表达。

有研究认为，育龄期患者的单纯性卵巢囊肿小于 5 厘米或体积小于 60 毫升且无症状者，恶性程度极低，可密切随诊，其中 70% 的囊肿可自行消退。随着卵巢囊肿直径的增大，囊肿恶性发生率相应增长，囊肿直径 <5 厘米者恶性发生率为 3% ～ 6%，直径 5 ～ 10 厘米者恶性发生率为 11% ～ 22%，直径 >10 厘米者恶性发生率为 38% ～ 63%。

随诊期间可采取西医药物保守治疗或中医治疗，并定期进行 B 超和盆腔检查。随诊期间如果囊肿增大、出现实性成分或提示恶性可能（如腹水）则应手术治疗。绝经后 90% 的卵巢囊肿是器质性病变，因此，绝经后的女性一旦发现卵巢囊肿，建议积极手术。

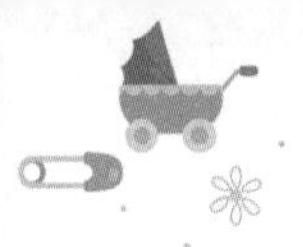

卵巢囊肿施行手术的一个目的是排除恶性倾向。腹腔镜手术是治疗卵巢囊肿的有效方式。一般来说，35 岁以下或 35 ～ 45 岁的患者可选择囊肿切除术，超过 40 岁者可采用附件切除术或者全子宫 + 附件切除术。但如果合并有特殊临床指证时（如合并妊娠、有癌症史或癌症家族史），则应改变卵巢囊肿的常规处理方式。

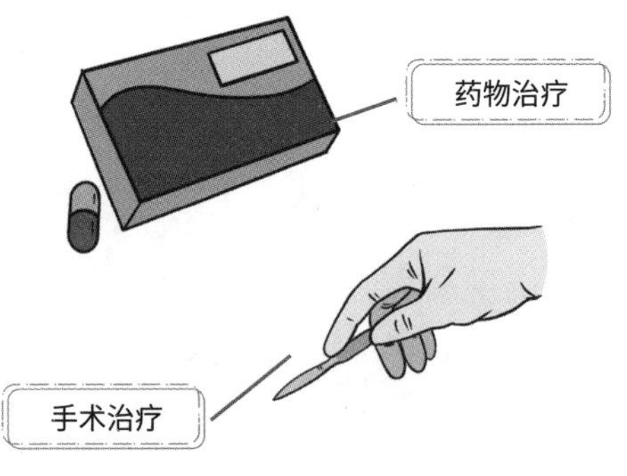

卵巢囊肿的治疗方案

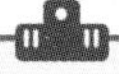
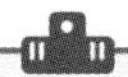

总之，卵巢囊肿是女性常见病，可结合患者年龄、绝经状态、影像学检查以及肿瘤标志物等综合筛查。诊断明确后结合具体病情进行个体化处理，对于病情轻微、囊肿较小者可以药物治疗为主，而囊肿较大、病情较重，有手术指征者，可采用手术治疗。

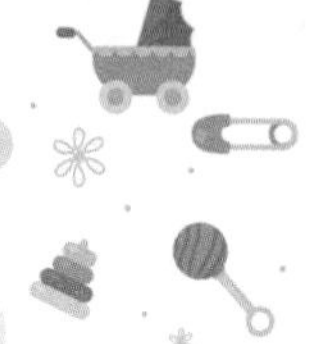

发现 HPV 感染怎么办

HPV，又叫人乳头瘤病毒，是一种小双链 DNA 病毒，分为低危型和高危型。其中，低危型（HPV6、11 等）与外生殖器尖锐湿疣、肛周皮肤病变等良性病变有关，一般不会导致癌变。而高危型 HPV（HPV16、18、31 等）则与宫颈癌、阴茎癌及宫颈上皮内癌变有关。

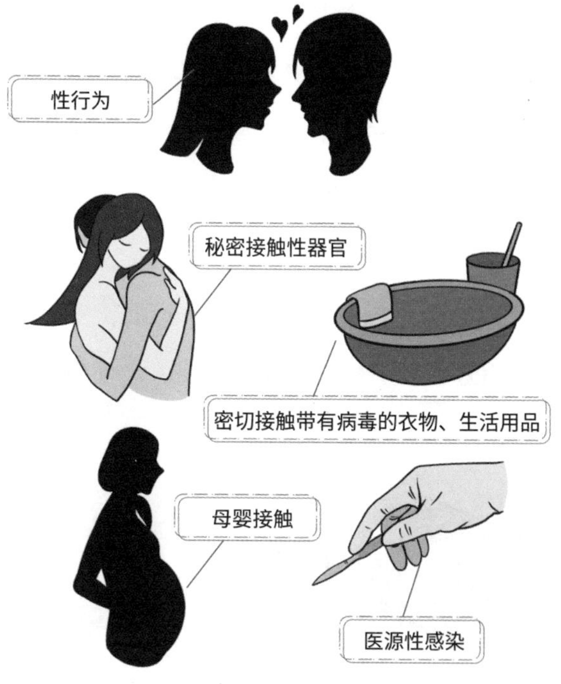

HPV 感染途径

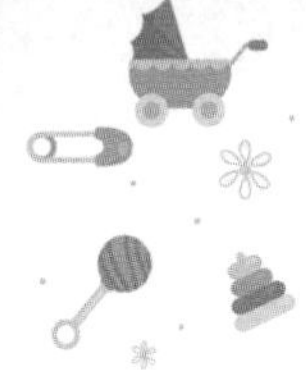

一、HPV 的感染途径

HPV 是一种性传播性疾病，主要是通过性行为传播，占 70% ～ 80%。除此之外，HPV 也可以通过间接感染，如密切接触性器官，接触感染者的衣物、生活用品、用具，共用 HPV 感染物品（如浴巾、马桶、浴缸等）感染；通过母婴感染，如婴儿通过产道的时候可能感染 HPV；一些侵入性的医疗检查也可能交叉感染 HPV。

二、感染了 HPV 一定会得宫颈癌吗

90% 的生殖道 HPV 感染会被免疫系统清除，仅有一小部分能变为持续感染。87% 的 HPV 感染能在 12 个月内清除，95% 的 HPV 感染可以在 2 年内清除。即使是 HPV 的持续感染发展成宫颈上皮内瘤变（CIN），也只有很小一部分会发展成宫颈癌。

三、如何预防 HPV 感染

使用避孕套、拥有固定性伴侣、用热水消毒内衣内裤、进行宫颈癌筛查、注射 HPV 疫苗是预防 HPV 感染的有效方法。

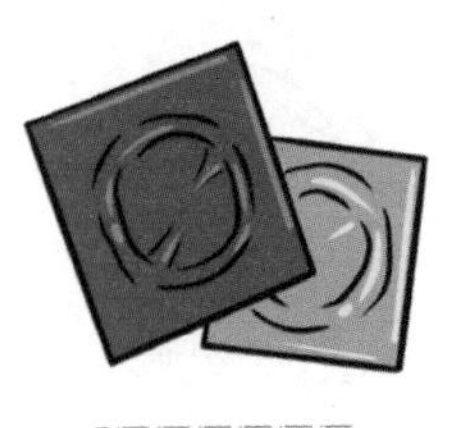

避孕套

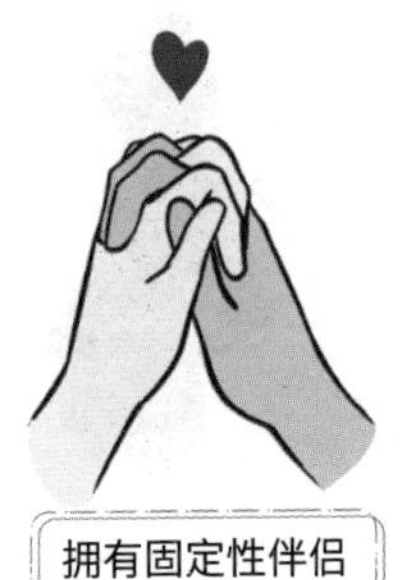

拥有固定性伴侣

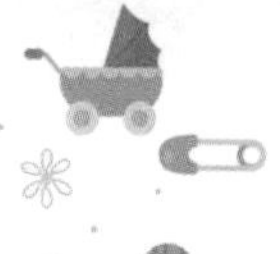

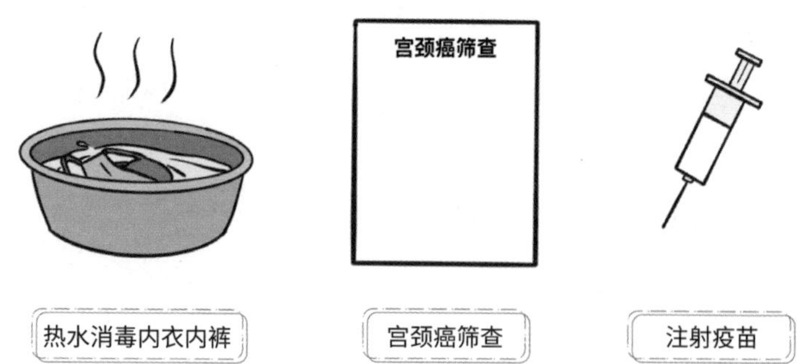

热水消毒内衣内裤　　宫颈癌筛查　　注射疫苗

四、发现 HPV 感染怎么办

发现 HPV 感染，应定期做宫颈细胞学检查及 HPV 检测。

宫颈细胞学检查有巴氏涂片、薄层液基细胞学涂片检查（TCT）等。TCT 的出现，大大提高了检查速度和诊断准确性，同时还能发现癌前病变、微生物感染等。HPV 检测联合 TCT 检查是目前国际上公认的最佳筛查方案。HPV 检测是检查病因，即有无导致宫颈癌的病因存在。TCT 是检查患者在致病因素作用下，宫颈细胞是否发生异常变化的方法。同时，还可对细胞学检查结果不明的病例进行分流、预测发展和预后，以及对子宫颈癌前病变或子宫颈癌患者治疗后进行随访。

五、TCT 提示有病变者，应进行阴道镜检查

对 HPV 阳性、TCT 提示有不能明确意义的非典型鳞状细胞（ASC-US）者，则需要进行阴道镜检查。阴道

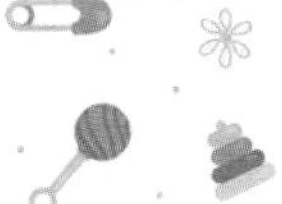

镜检查就是应用阴道镜将宫颈病变区域放大 5 ～ 15 倍，结合醋酸试验和碘试验，观察肉眼看不到的微小病变。阴道镜检查可指导医生选择发生病变的准确部位进行活检，最后进行组织学诊断，从而提高子宫颈病变诊断的准确性。

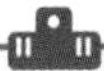

总之，HPV 感染虽然是宫颈癌的重要危险因素，但发现 HPV 感染也切莫恐慌，临床诊断宫颈癌时需要重点对受检者是否感染 HPV 及感染严重性进行详细深入的检查，遵循宫颈癌筛查三阶梯技术——宫颈细胞学、阴道镜与组织病理学确诊，从而做到早发现、早诊断、早治疗宫颈疾病。

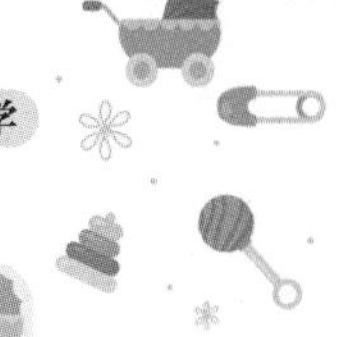

子宫肌瘤的治疗方法有哪些

子宫肌瘤是女性生殖系统常见的良性肿瘤，育龄期女性的发病率为 20% ～ 40%，50 岁以上女性的发病率高达 70%。30% 的患者伴有异常子宫出血、慢性盆腔痛、尿频、便秘、流产、不孕等症状。

子宫肌瘤的治疗方式选择取决于子宫肌瘤的大小、数量、临床症状、生育要求及患者的主观愿望。现有的主要治疗方式有保守治疗（随访观察、药物治疗）和手术治疗（肌瘤切除术、子宫切除术、微创治疗等）。

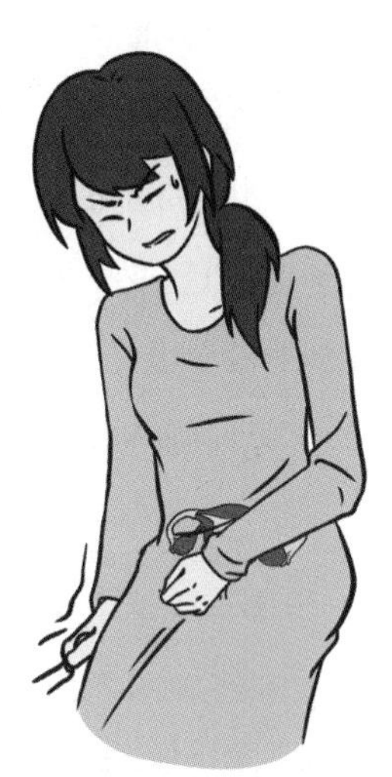

一、保守治疗

1. 随访观察 无症状的子宫肌瘤患者一般不需要治疗，特别是近绝经期的患者，绝经后肌瘤多会萎缩，可每 3~6 个月随访一次，若出现症状可考虑进一步治疗。

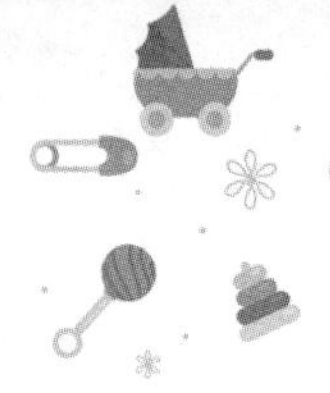

2. 药物治疗 适用于症状轻、近绝经年龄、有症状但全身情况不宜手术治疗的患者。

（1）促性腺激素释放激素类似物（GnRH-a）：子宫肌瘤的发生、发展与雌激素、孕激素水平明显相关。GnRH-a 可以通过下丘脑－垂体－卵巢轴，抑制雌激素、孕激素的分泌，从而抑制子宫肌瘤生长。研究表明，GnRH-a 可缩小子宫肌瘤体积 40%~60%，从而可有效减轻因子宫肌瘤引起的相关症状。但停药后反弹效应明显，子宫肌瘤体积逐渐恢复至用药前大小。且用药后可引起绝经综合征，长期使用还可能引起骨质疏松等不良反应，因此通常不推荐长期使用此药。

（2）选择性孕激素受体拮抗药：代表药物为米非司酮。自 20 世纪 90 年代起，米非司酮被陆续报道具有减小子宫肌瘤体积、改善子宫肌瘤引起的出血及压迫症状的功能。有研究表明，米非司酮对子宫肌瘤的治疗效果与 GnRH-a 类似，但不良反应更低，没有明显骨密度丢失，持续性及耐受性较 GnRH-a 明显提高。但长期服用米非司酮可能有发生子宫内膜不典型增生的潜在风险。

（3）左炔诺孕酮宫内缓释系统（LNG-IUS）：LNG-IUS 在治疗月经过多、子宫内膜异位症以及避孕等方面具有显著的疗效。研究表明，LNG-IUS 对子宫肌瘤相关性月经过多也有显著疗效，可使子宫体积明显缩小，但对于大子宫或肌瘤导致的变形子宫，是否适合使用 LNG-IUS 一直是困扰临床的问题。

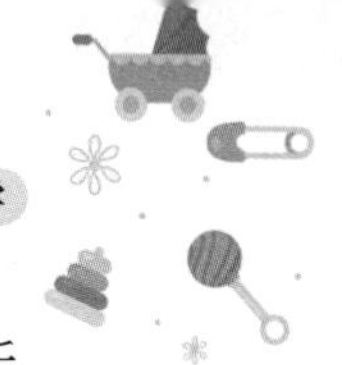

2. **手术治疗** 是子宫肌瘤的主要治疗方法之一。手术指征包括子宫体积明显增大，有压迫指征，有恶性可能，导致继发贫血，子宫肌瘤是流产或不孕的原因等。手术方法包括全子宫切除术、子宫肌瘤剔除术、宫腔镜下子宫肌瘤剔除术等。

3. 其他治疗方式

（1）子宫动脉栓塞术：通过选择单侧或双侧股动脉进行穿刺，经导管推注栓塞剂将子宫肌瘤供血血管及正常子宫动脉部分分支末梢血管栓塞，使子宫肌瘤缺血坏死，从而达到抑制子宫肌瘤生长的目的。与手术相比，该治疗方式住院时间短、花费低。月经过多的患者症状可明显改善，7% 左右的患者出现栓塞相关的闭经。

（2）高强度聚焦超声（HIFU）：其主要机制是在磁共振成像或超声引导下，利用超声热效应使实体肿瘤发生局灶凝固性坏死。适用于直径 5 ～ 12 厘米的单发或最多两枚前壁肌瘤。

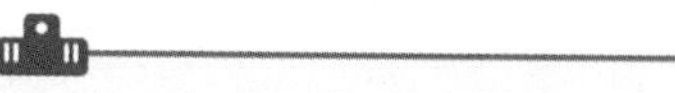

总之，子宫肌瘤是女性常见的良性肿瘤，个体化的治疗可改善患者生活质量。但子宫肌瘤的自然发展进程难以预测，因此，保留子宫的治疗后都需要定期严密随访。

第二篇 儿童保健

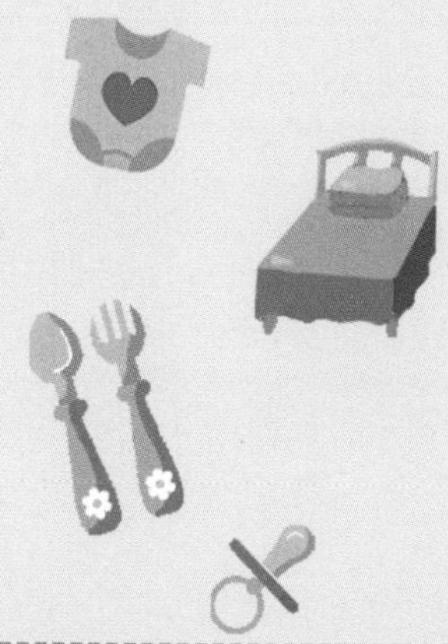

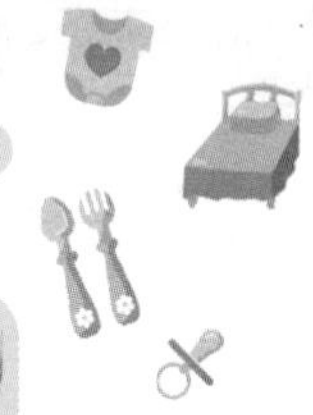

送给新手爸妈的干货

初为人父人母，人们总是希望给孩子最好的，但是因为不知道到底怎样是真正对孩子“好”，有时候会一不小心“好心办了坏事”。这里就将孩子各阶段生长发育的正常值告诉大家，希望爸爸妈妈们科学育儿，“不达标”固然不正常，还要牢记“过犹不及”。

一、生长发育正常值

0~18 岁儿童青少年身高、体重百分位数值表，见表 3-1、表 3-2。

如果孩子身高、体重值的任何一项小于 3rd 或者大于 97th，或者这两个值的差特别大（如身高位于 10th 左右，体重位于 90th 左右）都应该及时就医。

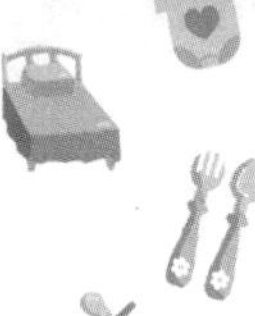

表 3-1 0~18 岁儿童青少年身高、体重百分位数值表（女）

年龄	3rd 身高 (cm)	3rd 体重 (kg)	10th 身高 (cm)	10th 体重 (kg)	25th 身高 (cm)	25th 体重 (kg)	50th 身高 (cm)	50th 体重 (kg)	75th 身高 (cm)	75th 体重 (kg)	90th 身高 (cm)	90th 体重 (kg)	97th 身高 (cm)	97th 体重 (kg)
出生	46.6	2.57	47.5	2.76	48.6	2.96	49.7	3.21	50.9	3.49	51.9	3.75	53.0	4.04
2 月	53.4	4.21	54.7	4.50	56.0	4.82	57.4	5.21	58.9	5.64	60.2	6.06	61.6	6.51
4 月	59.1	5.55	60.3	5.93	61.7	6.34	63.1	6.83	64.6	7.37	66.0	7.90	67.4	8.47
6 月	62.5	6.34	63.9	6.76	65.2	7.21	66.8	7.77	68.4	8.37	69.8	8.96	71.2	9.59
9 月	66.4	7.11	67.8	7.58	69.3	8.08	71.0	8.69	72.8	9.36	74.3	10.01	75.9	10.71
12 月	70.0	7.70	71.6	8.20	73.2	8.74	75.0	9.40	76.8	10.12	78.5	10.82	80.2	11.57
15 月	73.2	8.22	74.9	8.75	76.6	9.33	78.5	10.02	80.4	10.79	82.2	11.53	84.0	12.33
18 月	76.0	8.73	77.7	9.29	79.5	9.91	81.5	10.65	83.6	11.46	85.5	12.25	87.4	13.11
21 月	78.5	9.26	80.4	9.86	82.3	10.51	84.4	11.30	86.6	12.17	88.6	13.01	90.7	13.93
2 岁	80.9	9.76	82.9	10.39	84.9	11.08	87.2	11.92	89.6	12.84	91.7	13.74	93.9	14.71
2.5 岁	85.2	10.65	87.4	11.35	89.6	12.12	92.1	13.05	94.6	14.07	97.0	15.08	99.3	16.16
3 岁	88.6	11.50	90.8	12.27	93.1	13.11	95.6	14.13	98.2	15.25	100.5	16.36	102.9	17.55
3.5 岁	92.4	12.32	94.6	13.14	96.8	14.05	99.4	15.16	102.0	16.38	104.4	17.59	106.8	18.89
4 岁	95.8	13.10	98.1	13.99	100.4	14.97	103.1	16.17	105.7	17.50	108.2	18.81	110.6	20.24
4.5 岁	99.2	13.89	101.5	14.85	104.0	15.92	106.7	17.22	109.5	18.66	112.1	20.10	114.7	21.67
5 岁	102.3	14.64	104.8	15.68	107.3	16.84	110.2	18.26	113.1	19.83	115.7	21.41	118.4	23.14
5.5 岁	105.4	15.39	108.0	16.52	110.6	17.78	113.5	19.33	116.5	21.06	119.3	22.81	122.0	24.72
6 岁	108.1	16.10	110.8	17.32	113.5	19.33	116.6	20.37	119.7	22.27	122.5	24.19	125.4	26.30
6.5 岁	110.6	16.80	113.4	18.12	116.2	19.60	119.4	21.44	122.7	23.51	125.6	25.62	128.6	27.96
7 岁	113.3	17.58	116.2	19.01	119.2	20.62	122.5	22.64	125.9	24.94	129.0	27.28	132.1	29.89
7.5 岁	116.0	18.39	119.0	19.95	122.1	21.71	125.6	23.93	129.1	26.48	132.3	29.08	135.5	32.01
8 岁	118.5	19.20	121.6	20.89	124.9	22.81	128.5	25.25	132.1	28.05	135.4	30.95	138.7	34.23
8.5 岁	121.0	20.05	124.2	21.88	127.6	23.99	131.3	26.67	135.1	29.77	138.5	33.00	141.9	36.69
9 岁	123.3	20.93	126.7	22.93	130.2	25.23	134.1	28.19	138.0	31.63	141.6	35.26	145.1	39.41
9.5 岁	125.7	21.89	129.3	24.08	132.9	26.61	137.0	29.87	141.1	33.72	144.8	37.79	148.5	42.51
10 岁	128.3	22.98	132.1	25.36	135.9	28.15	140.1	31.76	144.4	36.05	148.2	40.63	152.0	45.97
10.5 岁	131.1	24.22	135.0	26.80	138.9	29.84	143.3	33.80	147.7	38.53	151.6	43.61	155.6	49.59
11 岁	134.2	25.74	138.2	28.53	142.2	31.81	146.6	36.10	151.1	41.24	155.2	46.78	159.2	53.33
11.5 岁	137.2	27.43	141.2	30.39	145.2	33.86	149.7	38.40	154.1	43.85	158.2	49.73	162.1	56.67
12 岁	140.2	29.33	144.1	32.42	148.0	36.04	152.4	40.77	156.7	46.42	160.7	52.49	164.5	59.64
12.5 岁	142.9	31.22	146.6	34.39	150.4	38.09	154.6	42.89	158.8	48.60	162.6	54.71	166.3	61.86
13 岁	145.0	33.09	148.6	36.29	152.2	40.00	156.3	44.79	160.3	50.45	164.0	56.46	167.6	63.45
13.5 岁	146.7	34.82	150.2	38.01	153.7	41.69	157.6	46.42	161.6	51.97	165.1	57.81	168.6	64.55
14 岁	147.9	36.38	151.3	39.55	154.8	43.19	158.6	47.83	162.4	53.23	165.9	58.88	169.3	65.36
14.5 岁	148.9	37.71	152.2	40.84	155.6	44.43	159.4	48.97	163.1	54.23	166.5	59.70	169.8	65.93
15 岁	149.5	38.73	152.8	41.83	156.1	45.36	159.8	49.82	163.5	54.96	166.8	60.28	170.1	66.30
15.5 岁	149.9	39.51	153.1	42.58	156.5	46.06	160.1	50.45	163.8	55.49	167.1	60.69	170.3	66.55
16 岁	149.8	39.96	153.1	43.01	156.4	46.47	160.1	50.81	163.8	55.79	167.1	60.91	170.3	66.69
16.5 岁	149.9	40.29	153.2	43.32	156.5	46.76	160.2	51.07	163.8	56.01	167.1	61.07	170.4	66.78
17 岁	150.1	40.44	153.4	43.47	156.7	46.90	160.3	51.20	164.0	56.11	167.3	61.15	170.5	66.82
18 岁	150.4	40.71	153.7	43.73	157.0	47.14	160.6	51.41	164.2	56.28	167.5	61.28	170.7	66.89

注：①根据 2005 年九省 / 市儿童体格发育调查数据研究制定 ② 3 岁以前为身长。

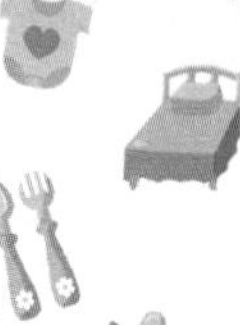

表 3-2 0~18 岁儿童青少年身高、体重百分位数值表（男）

年龄	3rd		10th		25th		50th		75th		90th		97th	
	身高 (cm)	体重 (kg)	身高 (cm)	体重 (kg)	身高 (cm)	体重 (kg)	身高 (cm)	体重 (kg)	身高 (cm)	体重 (kg)	身高 (cm)	体重 (kg)	身高 (cm)	体重 (kg)
出生	47.1	2.62	48.1	2.83	49.2	3.06	50.4	3.32	51.6	3.59	52.7	3.85	53.8	4.12
2 月	54.6	4.53	55.9	4.88	57.2	5.25	58.7	5.68	60.3	6.15	61.7	6.59	63.0	7.05
4 月	60.3	5.99	61.7	6.43	63.0	6.90	64.6	7.45	66.2	8.04	67.6	8.61	69.0	9.20
6 月	64.0	6.80	65.4	7.28	66.8	7.80	68.4	8.41	70.0	9.07	71.5	9.70	73.0	10.37
9 月	67.9	7.56	69.4	8.09	70.9	8.66	72.6	9.33	74.4	10.06	75.9	10.75	77.5	11.49
12 月	71.5	8.16	73.1	8.72	74.7	9.33	76.5	10.05	78.4	10.83	80.1	11.58	81.8	12.37
15 月	74.4	8.68	76.1	9.27	77.8	9.91	79.8	10.68	81.8	11.51	83.6	12.30	85.4	13.15
18 月	76.9	9.19	78.7	9.81	80.6	10.48	82.7	11.29	84.8	12.16	86.7	13.01	88.7	13.90
21 月	79.5	9.71	81.4	10.37	83.4	11.08	85.6	11.93	87.9	12.86	90.0	13.75	92.0	14.70
2 岁	82.1	10.22	84.1	10.90	86.2	11.65	88.5	12.54	90.9	13.51	93.1	14.46	95.3	15.46
2.5 岁	86.4	11.11	88.6	11.85	90.8	12.66	93.3	13.64	95.9	14.70	98.2	15.73	100.5	16.83
3 岁	89.7	11.94	91.9	12.74	94.2	13.61	96.8	14.65	99.4	15.80	101.8	16.92	104.1	18.12
3.5 岁	93.4	12.73	95.7	13.58	98.0	14.51	100.6	15.63	103.2	16.86	105.7	18.08	108.1	19.38
4 岁	96.7	13.52	99.1	14.43	101.4	15.43	104.1	16.64	106.9	17.98	109.3	19.29	111.8	20.71
4.5 岁	100.0	14.37	102.4	15.35	104.9	16.43	107.7	17.75	110.5	19.22	113.1	20.67	115.7	22.24
5 岁	103.3	15.26	105.8	16.33	108.4	17.52	111.3	18.98	114.2	20.61	116.9	22.23	119.6	24.00
5.5 岁	106.4	16.09	109.0	17.26	111.7	18.56	114.7	20.18	117.7	21.98	120.5	23.81	123.3	25.81
6 岁	109.1	16.80	111.8	18.06	114.6	19.49	117.7	21.26	120.9	23.26	123.7	25.29	126.6	27.55
6.5 岁	111.7	17.53	114.5	18.92	117.4	20.49	120.7	22.45	123.9	24.70	126.9	27.00	129.9	29.57
7 岁	114.6	18.48	117.6	20.04	120.6	21.81	124.0	24.06	127.4	26.66	130.5	29.35	133.7	32.41
7.5 岁	117.4	19.43	120.5	21.17	123.6	23.16	127.1	25.72	130.7	28.70	133.9	31.84	137.2	35.45
8 岁	119.9	20.32	123.1	22.24	126.3	24.46	130.0	27.33	133.7	30.71	137.1	34.31	140.4	38.49
8.5 岁	122.3	21.18	125.6	23.28	129.0	25.73	132.7	28.91	136.6	32.69	140.1	36.74	143.6	41.49
9 岁	124.6	22.04	128.0	24.31	131.4	26.98	135.4	30.46	139.3	34.61	142.9	39.08	146.5	44.35
9.5 岁	126.7	22.95	130.3	25.42	133.9	28.31	137.9	32.09	142.0	36.61	145.7	41.49	149.4	47.24
10 岁	128.7	23.89	132.3	26.55	136.0	29.66	140.2	33.74	144.4	38.61	148.2	43.85	152.0	50.01
10.5 岁	130.7	24.96	134.5	27.83	138.3	31.20	142.6	35.58	147.0	40.81	150.9	46.40	154.9	52.93
11 岁	132.9	26.21	136.8	29.33	140.8	32.97	145.3	37.69	149.9	43.27	154.0	49.20	158.1	56.07
11.5 岁	135.3	27.59	139.5	30.97	143.7	34.91	148.4	39.98	153.1	45.94	157.4	52.21	161.7	59.40
12 岁	138.1	29.09	142.5	32.77	147.0	37.03	151.9	42.49	157.0	48.86	161.5	55.50	166.0	63.04
12.5 岁	141.1	30.74	145.7	34.71	150.4	39.29	155.6	45.13	160.8	51.89	165.5	58.90	170.2	66.81
13 岁	145.0	33.09	149.6	37.04	154.3	41.90	159.5	48.08	164.8	55.21	169.5	62.57	174.2	70.83
13.5 岁	148.8	35.03	153.3	39.42	157.9	44.45	163.0	50.85	168.1	58.21	172.7	65.80	177.2	74.33
14 岁	152.3	37.36	156.7	41.80	161.0	46.90	165.9	53.37	170.7	60.83	175.1	68.53	179.4	77.20
14.5 岁	155.3	39.53	159.4	45.77	165.4	50.75	169.8	57.08	174.2	64.40	178.2	72.00	182.0	80.60
15 岁	157.5	41.43	161.4	41.83	156.1	45.36	159.8	49.82	163.5	54.96	166.8	60.28	170.1	66.30
15.5 岁	159.1	43.05	162.9	47.31	166.7	52.19	171.0	58.39	175.2	65.57	179.1	73.03	182.8	81.49
16 岁	159.9	44.28	163.6	48.47	167.4	53.26	171.6	59.35	175.8	66.40	179.5	73.73	183.2	82.05
16.5 岁	160.5	45.30	164.2	49.42	167.9	54.13	172.1	60.12	176.2	67.05	179.9	74.25	183.5	82.44
17 岁	160.9	46.04	164.5	50.11	168.2	54.77	172.3	60.68	176.4	67.51	180.1	74.62	183.7	82.70
18 岁	161.3	47.01	164.9	51.02	168.6	55.60	172.7	61.40	176.7	68.11	180.4	75.08	183.9	83.00

注：①根据 2005 年九省 / 市儿童体格发育调查数据研究制定 ② 3 岁以前为身长。

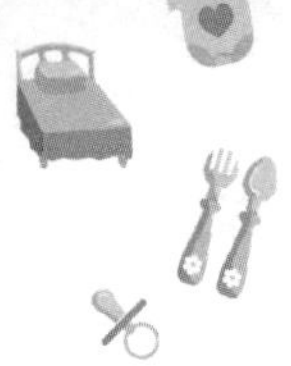

二、心理行为发育问题早期预警征象

0~6 岁婴幼儿心理行为发育问题早期预警征象，见表 3-3。

表 3-3 0~6 岁婴幼儿心理行为发育问题早期预警征象

年龄	预警征象	年龄	预警征象
3 月龄	1. 对很大的声音没有反应 2. 逗引时不发音或不会微笑 3. 不注视人脸，不追视移动的人或物品 4. 俯卧时不会抬头	6 月龄	1. 发音少，不会笑出声 2. 不会伸手及抓物 3. 紧握拳松不开 4. 不能扶坐
8 月龄	1. 听到声音无应答 2. 不会区分生人和熟人 3. 双手间不会传递玩具 4. 不会独坐	12 月龄	1. 呼唤名字无反应 2. 不会模仿“再见”或“欢迎”的动作 3. 不会用拇食指对捏小物品
18 月龄	1. 不会有意识叫“爸爸”或“妈妈” 2. 不会按要求指人或物 3. 与人无目光交流 4. 不会独走	2 岁	1. 不会说 3 个物品的名称 2. 不会按吩咐做简单的事情 3. 不会用勺吃饭 4. 不会扶栏上楼梯 / 台阶
2 岁半	1. 不会说 2～3 个字的短语 2. 兴趣单一、刻板 3. 不会示意大小便 4. 不会跑	3 岁	1. 不会说自己的名字 2. 不会玩“拿棍当马骑”等假想游戏 3. 不会模仿画圆 4. 不会双脚跳
4 岁	1. 不会说带形容词的句子 2. 不能按要求等待或轮流 3. 不会独立穿衣 4. 不会单脚站立	5 岁	1. 不能简单叙说事情经过 2. 不知道自己的性别 3. 不会用筷子吃饭 4. 不会单脚跳
6 岁	1. 不会表达自己的感受或想法 2. 不会玩角色扮演的集体游戏 3. 不会画方形 4. 不会奔跑		

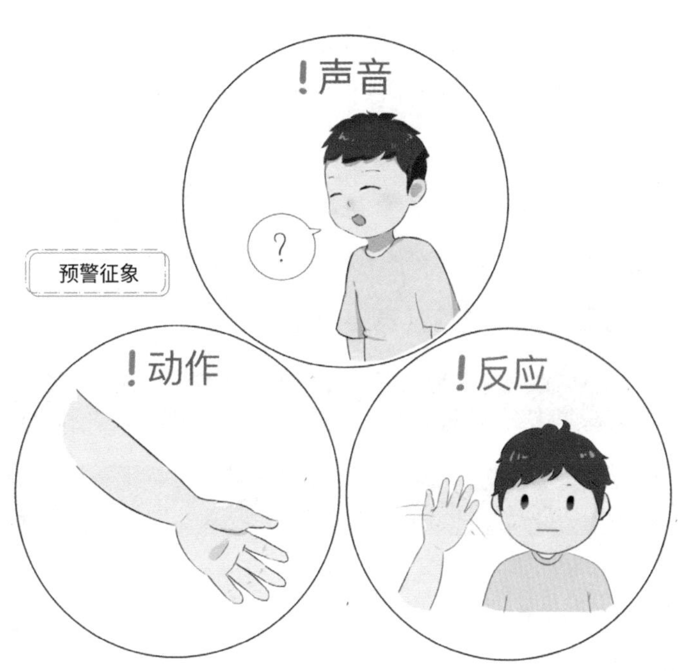

孩子的身体健康固然重要，心理行为的健康也是非常重要的。近年来，青少年心理行为问题逐渐增多，绝大部分问题的起源都可以追溯到童年，宝爸宝妈们一定要重视。

三、关于健康体检

儿童青少年健康体检可分为三个阶段：第一阶段为0～6岁(7岁以下)、第二阶段为7～14岁、第三阶段为14岁以上至18岁。

参照我国有关规定各阶段的体检频率如下：

第一阶段：7岁以下儿童包括新生儿期、婴幼儿期和学龄前期。根据2012年4月20日（原）卫生部办公

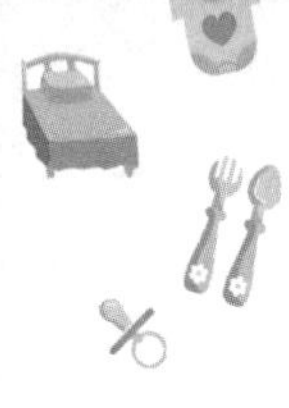

厅卫办妇社〔2012〕49号印发的《儿童健康检查服务技术规范》规定，婴儿期（1岁以内）至少进行4次健康体检，建议分别在第3、6、8和12月龄；3岁及以下儿童每年至少进行2次健康体检，每次间隔6个月，健康体检时间在1岁半、2岁、2岁半和3岁；3岁以上儿童每年至少进行1次健康体检（表3-4）。

表3-4 儿童健康体检次数及时间推荐

年龄	建议次数	建议频率
婴儿期（1岁以内）	至少4次	3月 6月 8月 12月
3岁及以下儿童	每年至少2次	1岁半 2岁 2岁半 3岁
3岁以上儿童	每年至少1次	

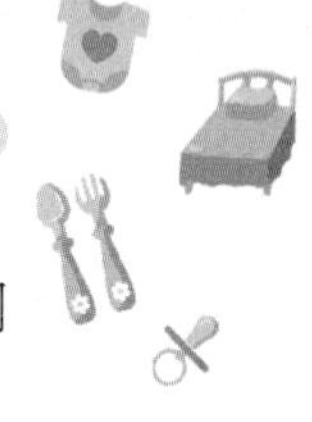

健康体检可根据孩子个体情况，结合预防接种时间或本地区实际情况适当调整检查时间、增加检查次数。体检的内容除了孩子的身高、体重，其心理行为发育状态的检查也是非常重要的。

第二阶段： 7岁以上接受义务教务的儿童，根据（原）卫生部、教育部卫医〔2008〕37号印发的《中小学生健康体检管理办法》规定，新生入学时应在学校建立健康档案，并由学校安排每年进行一次常规健康体检，未接受教育的18周岁以下的少年儿童也应该自行每年进行一次常规健康体检。

第三阶段： 14岁至18岁少年儿童可参考国家制定的成人体检标准。

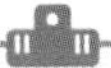
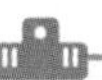

孩子的体检非常重要，关乎其整个生长发育过程，甚至影响其一生的身体、心理健康。宝爸宝妈们一定要定期带孩子体检，防患于未然。

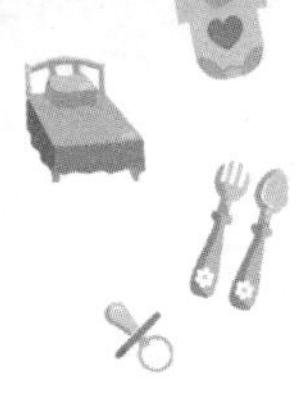

宝宝黄疸，妈妈别慌

像每个季节成熟的黄澄澄的果实一样，宝宝出生后的2～3天可能出现皮肤、眼睛黄黄的，甚至越来越黄的现象，有些妈妈很焦急，总是担心各种各样的问题，害怕宝宝有严重的疾病。也有些粗心大意的妈妈，觉得孩子“黄”是正常的，从而让疾病导致的黄疸宝宝错过最佳治疗时机，甚至引起严重后遗症。

在这里我们简单介绍一下新生儿黄疸的基本常识，让新手爸妈们更了解黄疸，当新生宝宝出现黄疸时，新手爸妈们可以从容应对，陪伴新生宝宝一起度过从黄宝宝到白里透红的漂亮宝宝的特殊时期。

一、什么是黄疸

皮肤黄就是黄疸吗？不是的，医学上的黄疸是指由于血清胆红素浓度升高，导致巩膜、皮肤、黏膜及其他组织出现黄染的现象。

新生儿黄疸分为生理性黄疸和病理性黄疸。生理性黄疸的宝宝多无症状，一般情况好，皮肤呈浅黄色，黄染局限于上半身，出生后2～3天出现，7～10天消退，早产儿可能延迟。病理性的黄疸宝宝往往有吃不好、睡

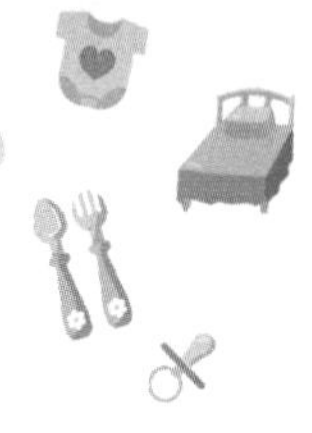

眠差、躁动不安、哭闹不止等表现，黄疸进行性加重，皮肤颜色深、呈橙黄色，遍及全身，严重时甚至出现抽搐等表现，可造成神经系统不可逆性损伤，甚至危及生命。

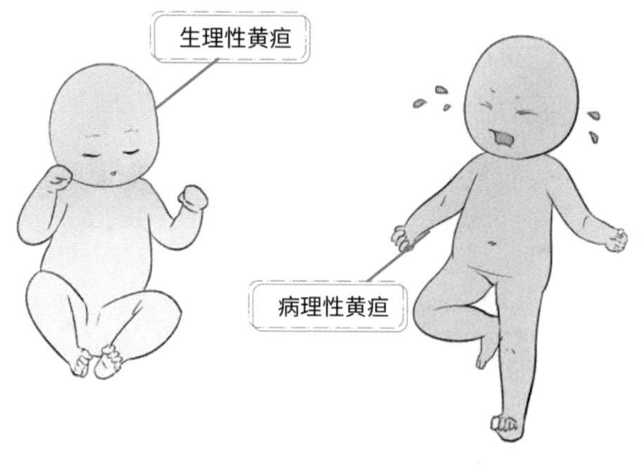

二、宝宝们为什么会出现黄疸呢

新生儿出现黄疸是因为他们的胆红素代谢和大人们不一样：新生的宝宝毛细血管丰富，体内的红细胞数量多、细胞寿命短，红细胞破裂时释放的胆红素增多，但是宝宝肝脏处理胆红素的能力却不高，当新生儿血胆红素含量超过 5 mg/dL（或 85 μmol/L），血胆红素沉积在皮肤和内脏器官，就可能出现肉眼可见的皮肤黄染的现象，也就是黄疸。

此外，宝宝如果有其他的疾病，如与妈妈血型不合、缺氧、酸中毒、颅内出血、感染等情况，都会使黄疸加重。由疾病因素导致的黄疸往往是病理性黄疸。

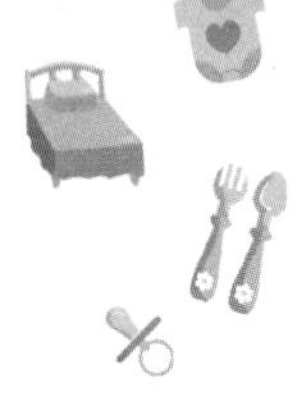

三、宝宝出现黄疸了怎么办

妈妈们最想知道的是，宝宝出现黄疸了，到底该怎么办呢？

首先要注意观察宝宝的一般情况，即使没有特殊情况，生理性黄疸的宝宝也建议监测黄疸值，可以去社区医院、附近医院的产科、新生儿科简单地通过皮肤测量，检测黄疸值有没有超高或者突然升高。在家时要注意保暖，天气好时可给宝宝晒晒日光浴，让宝宝吃饱喝足、排好便便，以促进黄疸的消退。

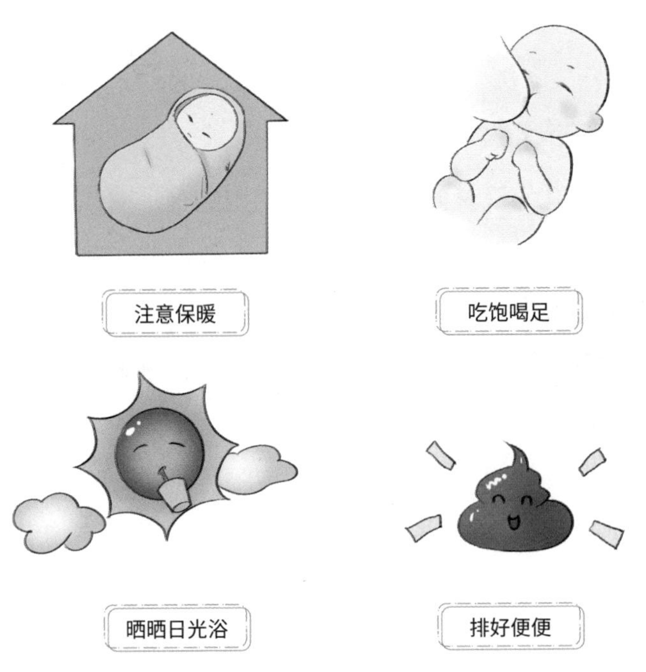

新生儿黄疸的居家护理

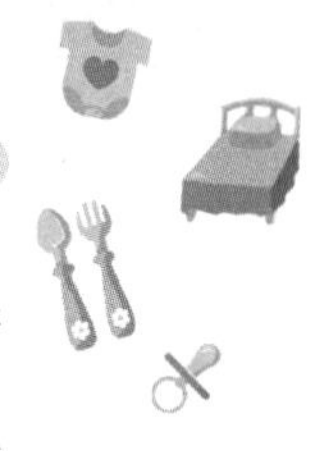

宝宝如果出现吃不好、睡不安、皮肤明显变黄的情况，要警惕病理性黄疸。这时候就要由专业的新生儿科医生来进行干预解决了。可以通过蓝光治疗，注射人血白蛋白结合身体中多余有害的游离胆红素，减少胆红素对大脑可能的损伤。情况更严重的宝宝可能需要进行血液置换才能降低胆红素进入脑内，降低严重后遗症发生的概率，也有少数宝宝因为发育异常需要通过手术解除胆道闭锁的麻烦才能解决根本问题。

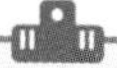
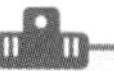

总之，家有黄疸宝宝，妈妈不要慌，但也不能掉以轻心，通过居家科学护理和医护配合，黄宝宝一定可以蜕变成健康的美宝宝！

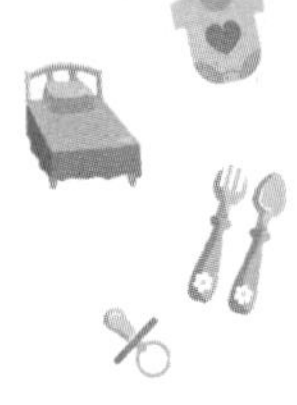

宝宝对牛奶过敏怎么办

宝宝常常长湿疹，喝奶后还总是哭闹，大便稀，甚至拉血便，长得也比别的宝宝慢，家长带孩子到医院就诊时被告知可能是“牛奶蛋白过敏”，也就是俗称的“牛奶过敏”。为什么孩子会对牛奶过敏？牛奶过敏了该怎么办呢？新手爸妈们一定有很多疑问。别急，听我细细道来。

一、宝宝为什么会对牛奶过敏

食物过敏是人体在食入、吸入或皮肤接触某种食物蛋白，而引起的特异性免疫反应，这种免疫反应会导致机体出现炎症反应。

牛奶过敏实际上就是由于人体不能耐受牛奶蛋白，从而引起的异常或过强的免疫反应。父母或同胞为过敏体质，宝宝出现食物过敏的概率会更高。此外，剖宫产、过早或过晚摄入固体食物、过多摄入维生素制剂、烟草烟雾暴露等都可能会增加食物过敏的发病风险。

二、如何诊断宝宝是不是牛奶过敏

若怀疑宝宝对牛奶过敏，可以带着宝宝去医院，请医生做专门的检查。在检查之前，要向医生仔细描述宝

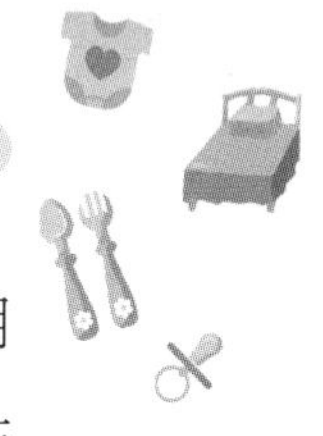

宝的病史和体格发育状况，以便于医生作出判断。常用检测牛奶过敏的方法主要有皮肤点刺试验、血清特异性抗体检测、食物排除—激发试验。但要注意，血清特异性抗体检测和皮肤点刺试验不能作为诊断依据，只有食物排除—激发试验是诊断食物过敏的金标准。

三、宝宝牛奶过敏了该怎么办

1. 对于母乳喂养的宝宝 虽然纯母乳喂养的婴儿出现牛奶过敏的概率较小，但也有可能对牛奶蛋白过敏。如果宝宝出现了过敏反应，并且怀疑是对牛奶蛋白过敏，妈妈可以先调整自己的饮食，避免摄入牛奶及奶制品一周以上，其间注意观察宝宝的情况。如果宝宝的过敏症状得到缓解，妈妈应该继续避免摄入牛奶及奶制品，并同时补充钙剂，以免缺钙。

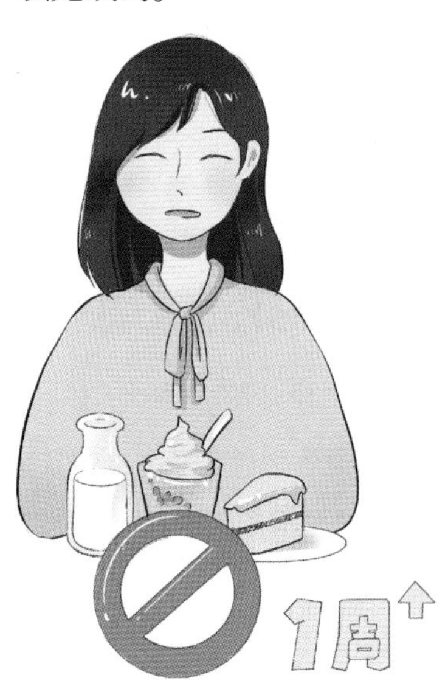

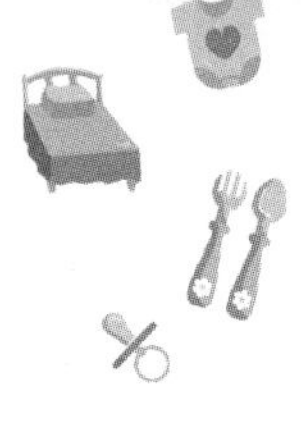

2. 对于配方奶喂养的宝宝 选择深层水解蛋白配方奶可有效预防牛奶过敏。如果婴儿对牛奶过敏而且母亲没有足够的母乳，那么首选的是深度水解的蛋白配方奶。深度水解蛋白配方奶通过特殊的处理过程将过敏性大分子乳蛋白切成小块，可以直接被人体吸收利用而不会诱发异常的免疫反应。

3. 对于不以奶制品为主食的幼儿 可以采取饮食排除疗法，即在未来 3 ～ 6 个月内严格避免食用含有牛奶成分的食物。在食物排除—激发试验的结果变为阴性之前，不能饮用常规配方奶，也不可食用黄油蛋糕、面包、沙拉酱、初乳、奶糖、牛奶饼干和其他乳制品。妈妈们在为宝宝选择食物时，务必看看食物营养成分表。

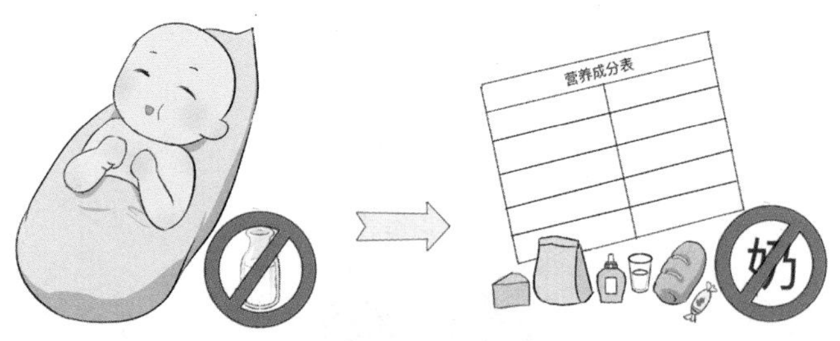

当然，有严重过敏反应的宝宝可能还需要其他的治疗，但是新手爸妈们也不用过于担心，科学地认识过敏并合理治疗，对牛奶过敏的宝宝一样可以健康成长。

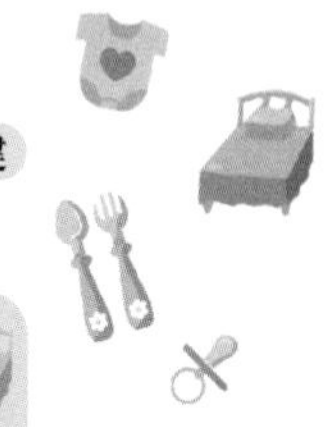

怎样才能让宝宝睡好觉

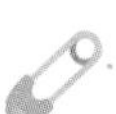

睡眠对于孩子来说非常重要，尤其是婴幼儿。良好的睡眠是小儿体格和神经发育的基础。正常情况下，小儿睡眠时应该是安静、舒坦、头部微汗、呼吸均匀无声的。但是，孩子在成长过程中，常常会出现睡眠的问题，这让父母们不胜烦恼。家长们到底应该怎样做，才能让孩子拥有更好的睡眠呢？

一、宝宝容易出现哪些睡眠问题

在睡眠条件适宜的情况下，宝宝可能出现睡眠程序启动、睡眠过程、睡眠时间和睡眠质量等方面的异常表现，如入睡困难、夜醒、易惊多梦、失眠等。

二、宝宝怎样才能睡得好

切记要尽早让宝宝养成良好的睡眠习惯，这比纠正不良睡眠习惯更容易。

1. 好的睡眠习惯离不开好的睡眠环境 卧室应空气清新，温度适宜。睡觉前可在卧室开盏小灯，但是进入睡眠后一定要熄灯，不留夜灯。不宜在卧室里放置电视、电话、电脑、游戏机等设备。

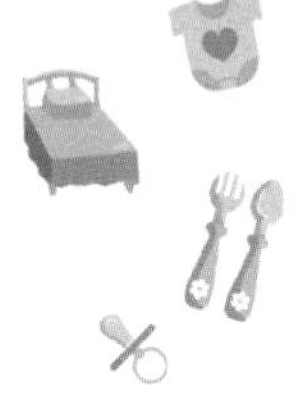

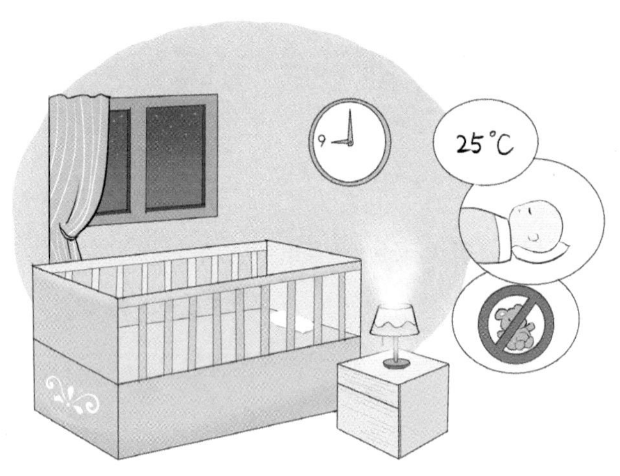

为宝宝准备良好的睡眠环境

2. 为宝宝选择适宜的睡床 3岁以内的婴幼儿尽量与父母睡在同一房间，但不建议和父母同床睡，尤其当父母床上的床垫是较软的席梦思时；建议宝宝睡在自己的婴儿床里。2～3岁的幼儿可逐渐从睡婴儿床过渡到睡小的儿童床。在孩子不抗拒的情况下，有条件的家庭也可给孩子设置儿童房，让孩子慢慢过渡到可以独立去自己的房间睡觉。

3. 规律作息时间养成良好的睡眠习惯 新生儿睡眠周期通常很混乱，因为未出生时，在妈妈温暖的子宫里是没有昼夜之分的，所以出生之后，他们需要逐步学习以形成昼夜节律。因此新生儿在白天睡眠时不需要遮光，每天按自然规律接受光照，以便形成昼夜节律。从3～5个月起，宝宝睡眠逐渐规律，宜固定就寝时间。建议学

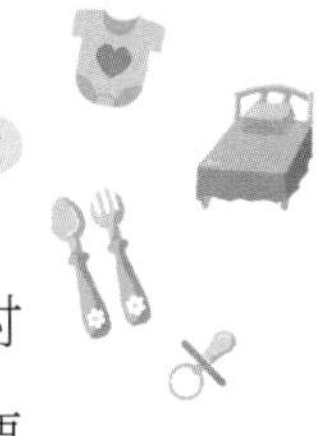

龄前儿童的就寝时间不晚于 21：00，学龄儿童的就寝时间不晚于 21：30。但也不提倡过早上床睡觉。节假日要保持固定、规律的睡眠作息。

4. 睡前活动要有“仪式感” 每天安排 3 ～ 4 项睡前活动，如盥洗、如厕、讲故事等。每天的睡前活动内容要基本保持一致，且固定有序，温馨适度，不宜过分兴奋。活动时间控制在 20 分钟内，活动结束时，尽量确保儿童处于较安静的状态。

5. 培养孩子独立入睡的能力 在宝宝瞌睡但未睡着时将其单独放置在小床内睡眠，不宜摇睡、搂睡，尽量将喂奶或进食与睡眠分开，允许宝宝抱着喜欢的娃娃等安慰物入睡。宝宝哭闹时父母先耐心等待几分钟，再进入房间短暂待在其身边 1 ～ 2 分钟后立即离开，重新等候，并逐步延长等候时间，帮助儿童学会独自入睡和顺利完成整个夜间的连续睡眠。

6. 正确的睡眠姿势让宝宝睡得更香 1 岁以内的婴幼儿宜采取仰卧位睡眠，不宜俯卧位睡眠，直至婴幼儿可以自行变换睡眠姿势。宝宝睡床的床垫不能过软，床上不要摆放毛绒玩具。

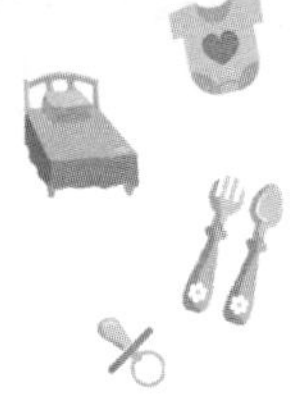

三、充足的睡眠时间是宝宝生长发育的基本保障

0～5岁儿童推荐的睡眠时间见表3-5，但是也应注意，每个孩子由于不同的体质可能需要的睡眠时间不同，没有一个固定的数字。睡眠时间是否充足需要结合孩子的发育情况、白天是否疲乏、精力状态和专注力等综合评估。

表3-5 0～5岁儿童推荐睡眠时间

年（月）龄	推荐睡眠时间/小时
0～3个月	13～18
4～11个月	12～16
1～2岁	11～14
3～5岁	10～13

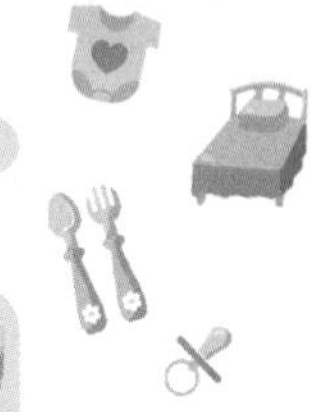

孩子不爱吃饭，是缺锌吗

照顾孩子生活起居，虽然事宜烦琐，但家长们总是乐此不疲。随着孩子长大，最让家长头疼的事可能就是孩子的吃饭问题了。经常会有宝妈抱怨，“我家孩子吃饭总是挑三拣四，这个不好吃，那个不好吃，经常就吃一两口”“我家孩子吃饭特别难，抵抗力特别差，经常去医院，真是愁死了”。生活中这样的宝妈很多，不爱吃饭的孩子也很多。于是家长们就开始担心——孩子是不是缺锌了？孩子不爱吃饭就是缺锌吗？缺锌会影响孩子食欲吗？怎样判断孩子是不是缺锌呢？

一、孩子为什么会缺锌

有数据表明，在中国仍然有很多孩子缺锌，但是由于缺锌的症状在短期内不是很明显，经常被家长忽视。

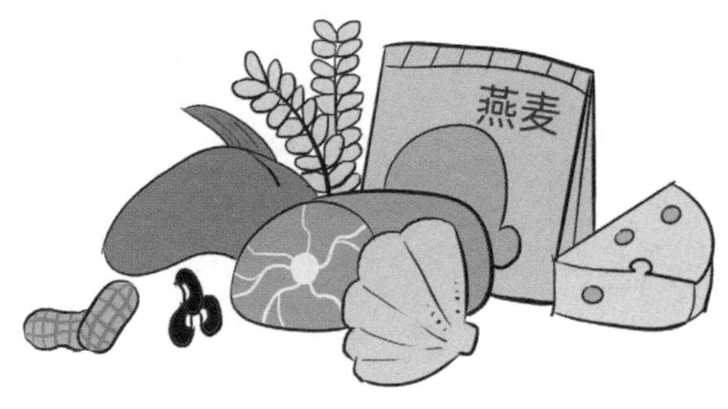

富含锌的食物

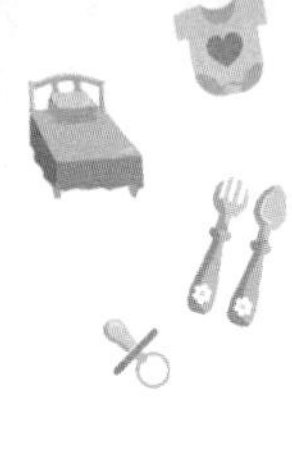

家长们可能也会很纳闷，现在的生活水平提高了，哪个家庭不是尽量给孩子吃得好、喝得好，孩子怎么会缺锌呢？事实上，处于生长期的孩子，对于锌元素的需求比较高，但锌又不能在体内合成，只能从食物中获得。如果孩子的饮食结构不合理，比如吃的素食比较多，很少吃含锌丰富的海产品、肉类，时间长了就很容易缺锌。

二、锌有什么作用

锌是人体必需的微量元素之一，参与孩子生长激素的合成与分泌，维持消化、代谢、免疫系统的正常运行，对于孩子是很重要的。孩子缺锌不仅会食欲不好，不爱吃饭，还会表现出咬指甲、注意力不集中等。

三、缺锌有哪些表现

1. 食欲不佳 孩子的饭量变小，挑食、厌食，或是吃很多正常人不吃的东西。

2. 身体发育缓慢 缺锌的孩子身高会相对比同龄人矮，体重也相对较轻。

3. 身体免疫力变差 孩子经常出现感冒、发烧或是睡觉盗汗等症状。

4. 智力发育落后于同龄人 孩子会出现注意力不集中、记忆力差或是学习能力下降的情况。

5. 皮肤出现异样 孩子经常出现口腔溃疡，容易患湿疹、皮炎等，出现伤口也会比较难愈合。

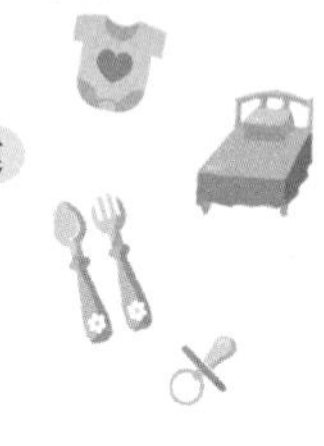

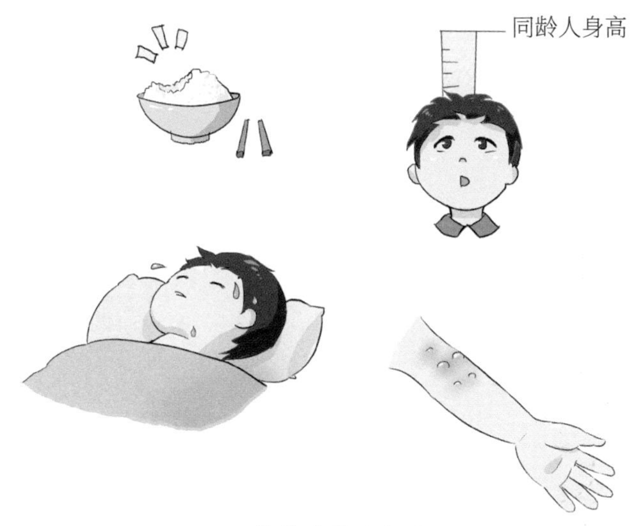

缺锌的临床表现

另外，孩子还经常出现手指倒刺、头发稀疏发黄、视力下降等状况。

如果孩子的身体同时出现以上各种情况的其中三种，就提示孩子的身体可能缺锌了，家长应及时带着孩子去医院检查。

四、孩子缺锌了应该怎样应对

当孩子出现缺锌的表现时，如果表现得比较轻，最好是食补。如果孩子缺锌的表现比较严重，在食补的同时，还应服用口服剂来补充。

在孩子的成长过程中，摄入的食物种类应该是丰富的，少吃甜食，还要尽量不挑食不厌食，这些都可以促进孩子的身体吸收到更多的营养，健康成长。

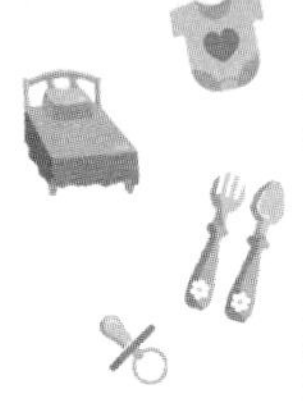

到底该如何给孩子补钙呢

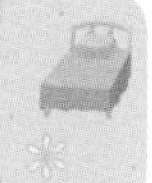

关于宝宝补钙，家长们常有很多困惑：囟门小要不要补钙呢？每天补钙的剂量是多少？是选择食补还是吃钙片？母乳喂养的宝宝，要不要补钙？到底该如何科学补钙？别慌，现在就给您一一解惑。

一、缺钙会有什么表现

钙是人体重要的微量元素，主要影响骨代谢和神经系统发育。婴幼儿的生长速度很快，对钙的需要量也相对较多。宝宝缺钙常有如下表现：

1. 烦躁不安 常常不明原因哭闹，不容易入睡，就算入睡了也容易惊醒。

2. 出汗较多 即使天气不是很热，也容易出汗。

3. 出牙晚 比同龄孩子更晚出牙。

4. 囟门闭合延迟，肌无力 注意：补充钙剂并不会加速囟门的闭合。

5. 发育迟缓 神情呆滞、表情少，动作和语言都比同阶段的孩子落后。

6. 前额高突，形成方颅

7. 常有串珠肋 各个肋骨的软骨增生连起似串珠样，常压迫肺脏，使孩子通气不畅，容易患支气管炎、肺炎。

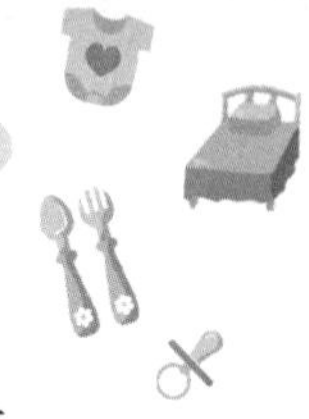

8. 免疫力低下 孩子容易生病。

儿童缺钙时，常无明显的临床表现；少数可出现生长痛、关节痛、心悸、失眠等非特异表现，钙严重缺乏时可导致骨矿化障碍，出现佝偻病的临床表现，甚至发生低钙抽搐。

二、为什么会缺钙

长期饮食钙摄入不足、维生素D摄入不足或缺乏导致钙吸收不良，是人体钙缺乏的重要原因。

三、缺钙儿童如何科学补钙

1. 选择合适的补钙产品

（1）适当选用元素钙含量高的钙剂制品，如碳酸钙。因为有些钙剂制品含钙量很低，如葡萄糖酸钙；有些钙剂制品含重金属较多一些，如海洋牡蛎壳锻制的产品，应避免选用。

（2）选用有正规生产批号的钙剂。既然是药品或营养品，就必然要经过国家食品药品监督管理局或国家卫生健康委员会的审查，所以在购买钙剂时一定要看清该产品有无药品批号或保健品字号。

（3）要选孩子喜欢的补钙产品。在购买钙剂时除了要考虑该类钙剂制品的吸收率及服用方式，还必须考虑到孩子是否喜欢。目前市场上已有水果口味、动物造型的钙片，这些产品无疑会赢得孩子的好感。

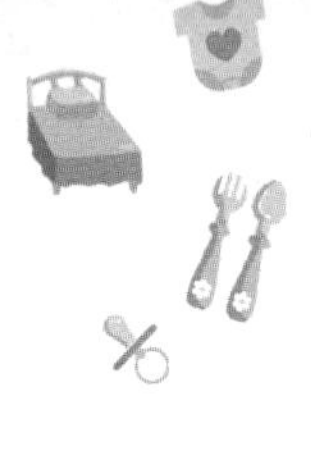

（4）补钙的同时也要补充维生素 D。适当补充维生素 D 能够促进钙的吸收。如果体内缺乏维生素 D，钙的吸收会大打折扣。

2. 补钙注意事项

（1）蛋白质、磷肽可以促进钙的吸收，故补钙时最好有蛋白质的摄入。

（2）食物中的植酸、草酸、鞣酸、高纤维膳食会影响钙的吸收。如菠菜、竹笋、苋菜、毛豆、茭白、洋葱等食物中含的草酸或植酸过多，柿子、橘子、桃子等含鞣酸较多，进食这些食物不要和补钙同时进行。

（3）维持长期充足的钙摄入比短期大剂量的钙剂补充效果更好。

3. 奶制品是钙最好的来源

食物补钙较服用钙剂更安全，在维生素 D 水平适宜的前提下，母乳及配方奶是婴儿首选的补钙食品，不必额外补充。青春期前儿童每天摄入 500 mL 牛奶或相当量的奶制品可基本满足其钙的需求。进入青春期，每天至少要摄入 750 mL 牛奶，才能获取满足生长发育的钙。

在特殊情况下，如早产儿 / 低体重儿、佝偻病、结核病、用激素类药物治疗的患儿等则须补充钙剂，此时应在医生指导下补充相应剂量的钙剂。

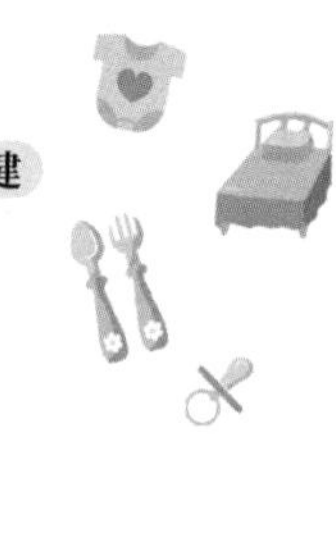

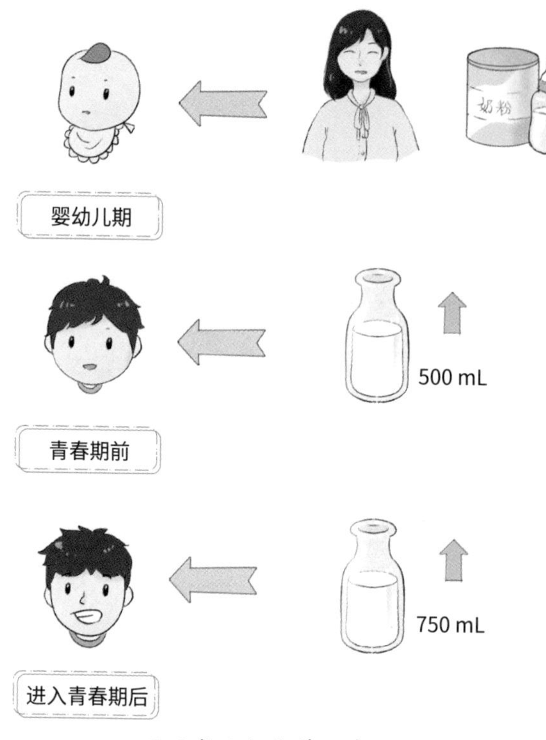

不同年龄段推荐的牛奶摄入量

四、补钙过量也不行

短期口服过多钙剂，多余的钙大多会通过粪便排出体外，停止补钙后，不良反应基本就会慢慢消失。但如果怀疑是高钙血症，就要到医院就诊，评估病情、查找病因，进行相关治疗。

小儿补钙要科学，既要讲求健康的生活方式，还要选择合适的补钙产品，更要注意补钙的方法和用量，才有利于孩子的生长发育。盲目补钙可能对孩子生长发育造成不利影响，得不偿失。

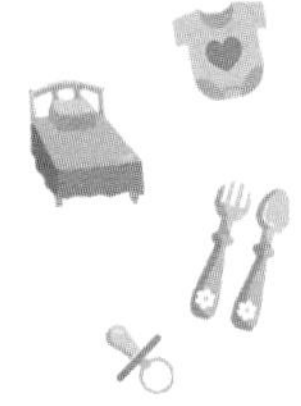

孩子说话晚，是“贵人语迟”吗?

在日常生活中，我们经常会遇到开口说话晚、吐词不清晰等有语言问题的孩子，这些孩子是“贵人语迟”吗？医学上我们将以上问题统称为语言发育迟缓。

一、什么是语言发育迟缓

语言发育迟缓是指各种原因引起的儿童口头表达能力或语言理解能力明显落后于同龄儿童的正常发育水平，是儿童常见的语言障碍之一。正常宝宝在1岁左右能说有意义的单字，1岁半以后语言发育异常迅速，3岁后已能使用各种类型的句子。而语言发育迟缓的宝宝主要表现为开始说话的年龄明显晚于正常同龄儿童。如果宝宝在1岁半后不能说有意义的单字，2岁后不能说有意义的短语，应高度警惕存在语言发育迟缓问题。此外，发音不准、吐字不清也是语言发育迟缓儿童的重要表现。

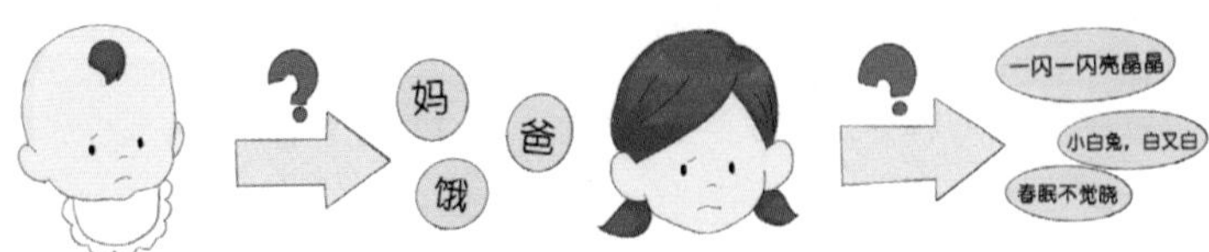

孩子为什么不开口说话？

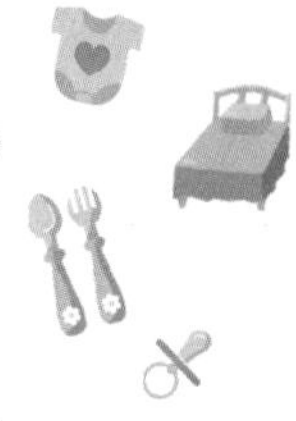

二、哪些原因会导致孩子语言发育迟缓

导致孩子语言发育迟缓的原因是多方面的：听力障碍是导致儿童语言发育迟缓的重要原因，尤其是轻、中度听力障碍，因患儿尚有一定的残余听力而不易被发现。因此对疑有语言发育迟缓问题的儿童应积极进行听力检查。此外，宫内及围产期高危因素可对患儿的脑组织造成损伤，也是导致儿童语言发育落后的重要原因。另外，不良的语言环境，如过早让电视、手机等电子产品陪伴儿童，缺乏早期语言交流互动，不仅影响孩子词汇量，还影响孩子的语言表达能力。

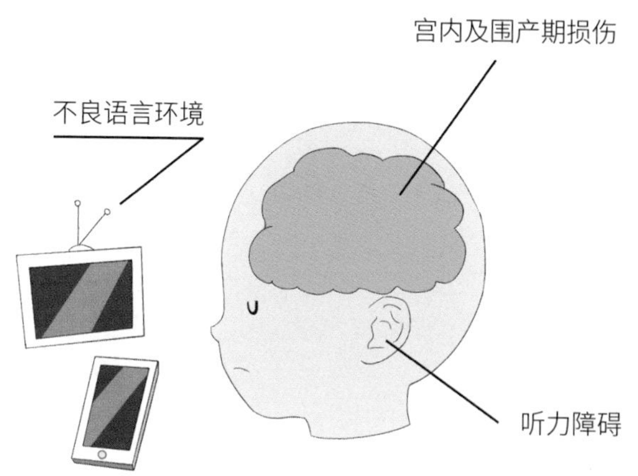

语言发育迟缓的常见原因

三、孩子语言发育迟缓应该怎么办

一旦发现孩子语言发育迟缓，一定要尽快到正规医院的儿童保健科就诊，查找原因，对因治疗。如果是听

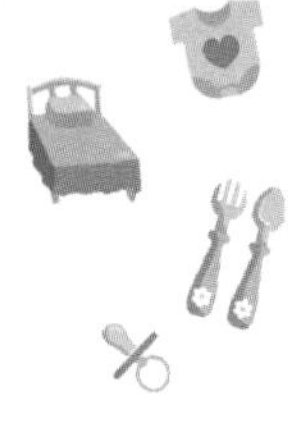

力障碍导致的，可佩戴助听器。如果是孤独症、发育迟缓等疾病因素导致的，则建议尽早进行适当的语言康复训练。5 岁以前的儿童（尤其是 3 岁以前），脑功能具有较大的可塑性，在这一时期对语言发育迟缓的孩子进行有效、合理的训练，具有非常重要的意义。专业的语言治疗康复训练，可改善患儿对外界刺激的反应能力，使其主动交流，发掘其潜在的语言能力，对语言发育迟缓的孩子具有较好的疗效。另外，改变家庭带养方式，多陪伴，丰富家庭语言环境，对语言发育迟缓的孩子也是大有裨益的。

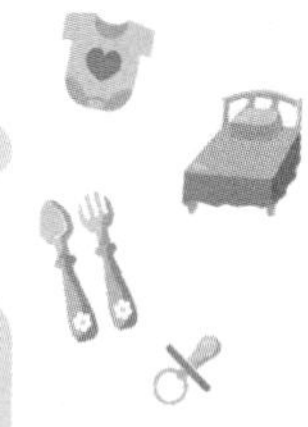

孩子总咳嗽，怎么办

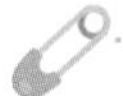

孩子总咳嗽，对于许多家长来说是件苦恼的事。尤其是进入秋冬季节，天气转凉，早晚温差大，加之气候干燥，雾霾不时光顾，咳嗽的孩子逐渐增多。孩子总咳嗽，家长几多忧！别紧张，接下来就让儿科医生就咳嗽的相关问题为各位家长答疑解惑，为您解忧。

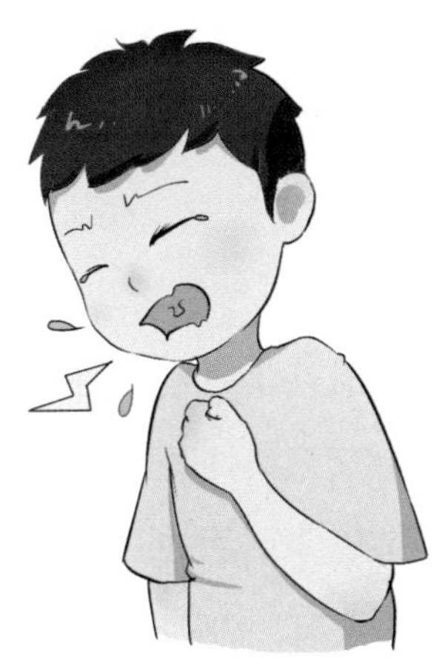

孩子总咳嗽，家长几多忧

一、咳嗽真的有害无益吗

什么？咳嗽难道还有好处？没错，适当的咳嗽对机体是有益处的，当气道吸入异物或气道自身因炎症产生

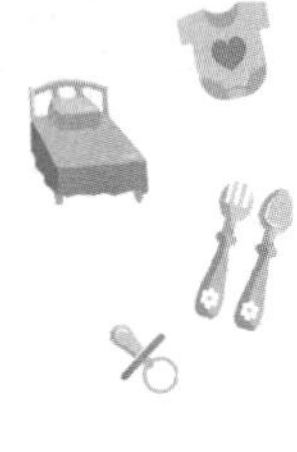

分泌物（如痰液）时，或喉、气管、支气管受到刺激时，就会引起咳嗽。这是人体正常的防御性反应，适当的咳嗽可清除异物和炎性分泌物，从而保障呼吸道的通畅。所以在没有明确病因的情况下不要盲目止咳，尤其是当孩子痰多且不易咳出的时候，应该在治疗病因的同时考虑祛痰，以免痰液等分泌物堵塞气道引发二次感染，甚至可能导致窒息危及生命。

二、用了抗生素，咳嗽为什么还不好

在儿科门诊经常能见到焦虑的家长带着孩子来看病，孩子咳嗽一两个月了，从开始口服头孢等抗生素，到口服阿奇霉素，再到最后干脆输液治疗，可是咳嗽症状反反复复不见好。孩子咳嗽，使用抗生素就可以了吗?孩子咳嗽一定是呼吸道感染引起的吗?

事实上，呼吸道感染只是引起咳嗽最主要的原因之一，抗生素也是治疗感染性咳嗽的一个重要手段，但是咳嗽不一定是细菌感染引起的。比如我们常见的感冒，急性起病，表现为咳嗽、流涕、发热，大多是病毒感染，其病程具有自限性，是不需要使用抗生素的。而过敏性咳嗽、异物吸入等疾病导致的咳嗽使用抗生素也解决不了问题，反之滥用抗生素还可能导致细菌耐药以及药物相关的并发症，所以孩子咳嗽，不要自行购药，要去正规医院就诊，经过详细检查后在医嘱下服药。

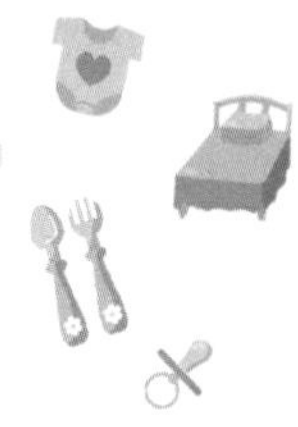

三、有些咳嗽是因为流鼻涕引起的

“孩子有点鼻涕，主要症状是咳嗽，流鼻涕还能引起咳嗽？”儿科医生们常常碰到有此困惑的家长。因为小儿鼻腔短小、鼻道狭窄、鼻黏膜柔软、血管丰富，容易充血引起鼻塞流涕，且患儿常无主观清鼻涕的意识，致使鼻腔分泌物倒流，刺激咽部和支气管黏膜，引起反复咳嗽，原先称为鼻后滴漏综合征（PNDS），现在称之为上气道咳嗽综合征（UACS）。

上气道咳嗽综合征是由各种鼻炎、鼻窦炎、慢性咽炎、腭扁桃体和(或)增殖体肥大、鼻息肉等上气道疾病引起的慢性咳嗽，其咳嗽多有白色泡沫痰或黄绿色脓痰，以晨起或体位变化时明显，伴有鼻塞、流涕、咽干，并有异物感和反复清咽症状。少数患儿还会主诉头痛、头晕，检查鼻窦区可有压痛，咽后壁滤泡增生，有时可见鹅卵石样改变，或见黏液样或脓性分泌物附着。

鼻腔冲洗是治疗这类咳嗽的重要手段，配合药物治疗的同时应用无菌生理盐水冲洗鼻腔，不但能够减少鼻腔分泌物，抑制分泌物的分泌，减少分泌物对咽部支气管的刺激，从而缓解咳嗽症状，而且有抑菌及减轻鼻腔黏膜水肿、缓解鼻塞的作用。

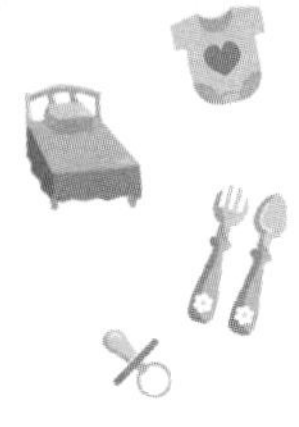

四、孩子只咳不喘也可能是哮喘

不少家长认为有喘息才叫哮喘，其实不然，有一种特殊类型的哮喘叫作咳嗽变异性哮喘。咳嗽变异性哮喘仅表现为长期慢性的咳嗽，而无明显的喘息症状，常常被大家忽视。它是引起我国儿童尤其是学龄前期和学龄期儿童慢性咳嗽最常见的原因，通常有以下几个特点：

（1）多为阵发性干咳、痰少，常在夜间或凌晨发作。

（2）咳嗽常因感冒、运动后或者吸入冷空气、灰尘或油漆等其他有刺激性气味的气体诱发或加重。

（3）此类患儿大多数合并过敏体质，常伴有过敏性鼻炎（鼻痒、打喷嚏、流清涕等）、过敏性皮炎、过敏性结膜炎等，婴儿期可见湿疹，或有过敏家族史。

（4）抗生素治疗无效，平喘药物治疗有效。

（5）支气管激发试验提示气道高反应性。

五、怎样护理咳嗽的孩子

1. 保持室内空气新鲜、洁净 孩子居住的房间应注意通风，维持室内合适的湿度（50%~60%）和温度（26℃左右），避免可能的过敏原（花粉、尘螨、动物皮毛等），避免入住新装修含有甲醛等有害气体的房子。少去人多的公共场所，防止交叉感染。

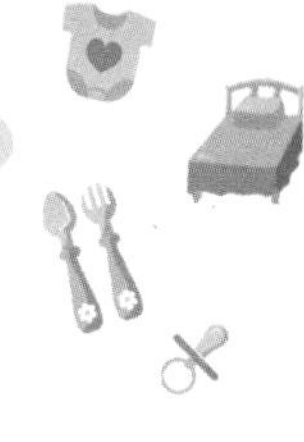

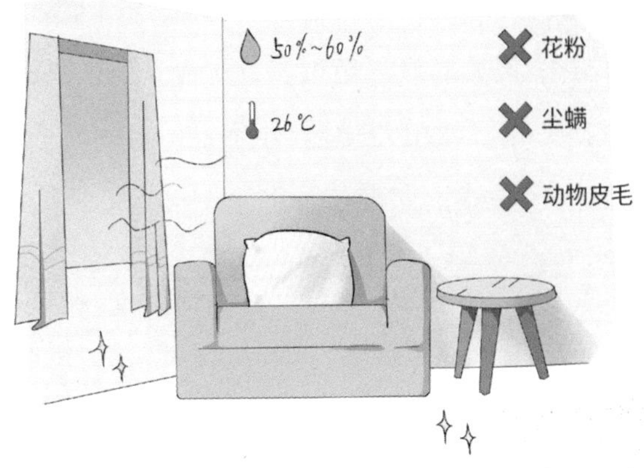

家有咳嗽孩子，居家环境要注意

2. 饮食应合理，营养应均衡 孩子不挑食、不偏食，避免进食辛辣刺激、油炸等食物，补充足够的水分。

3. 充分休息，避免疲劳 孩子咳嗽未治愈期间不建议长途旅行。

4. 正确使用退热药物 咳嗽伴有发热，家中备常用的退热药物（如布洛芬、对乙酰氨基酚等），严密监测患儿体温，如果腋温高于38.5℃，则需要使用退热药，如果使用退热药1小时后仍不能退热，请尽快到医院就诊。

5. 正确祛痰、排痰 咳嗽伴痰多，在使用祛痰药、雾化理疗的同时，家长可以拱手背从下往上给孩子拍背促进痰液排出。拍背排痰过程中要随时注意宝宝的脸色和呼吸，用力不要太猛，可以休息一会再拍，等宝宝呼吸平稳后再继续拍，如果孩子出现气喘或者任何不适，要停止拍背排痰。

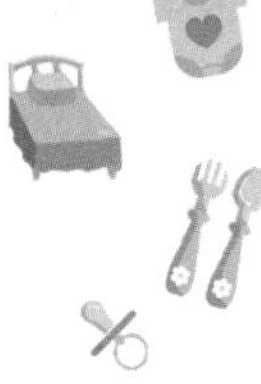

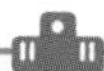

总之，咳嗽的病因有很多，发病机制也很复杂，及时的治疗、有效的护理十分必要。如果孩子咳嗽总不好，还是建议您带孩子来医院接受正规治疗。

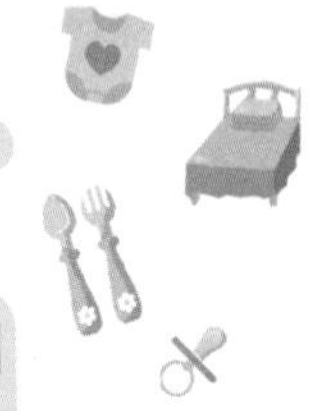

婴儿鼻塞到底要不要去看医生

前几天，果果妈妈生了个小弟弟，全家都很高兴，特别是果果兴奋极了，逢人就说他有小弟弟了。可是没过几天，果果妈妈发现小弟弟呼吸的时候鼻子老是有点呼哧呼哧地响。奶奶说这是鼻塞，小宝宝有点这个表现没关系，不要管，然而果果妈妈总是担心。那么婴儿鼻塞到底要不要去看医生呢?

婴儿鼻塞是临床最常见的问题之一，是婴儿鼻及鼻窦疾病的常见症状，也可见于某些全身疾病。主要表现为鼻阻力增加、鼻通气功能障碍，患儿一般感觉鼻腔有异物堵塞感，可表现为间歇性、交替性、阵发性、进行性或持续性，可为单侧，也可为双侧。诱发因素包括先天性发育畸形、感染性因素、变应性因素、神经性因素以及其他全身性因素。

根据鼻塞发生的部位，可分为单侧鼻塞、双侧鼻塞和交替性鼻塞。单侧鼻塞即一侧鼻腔总是堵塞不通，另一侧鼻腔则保持通畅；双侧鼻塞即双侧鼻腔均有堵塞；交替性鼻塞即左侧鼻塞时而右侧通，右侧鼻塞时而左侧通，两侧鼻塞互相交替。鼻塞可呈间歇性、持续性、渐进性发作。当相关致病因素所致鼻阻力增加，或鼻道通

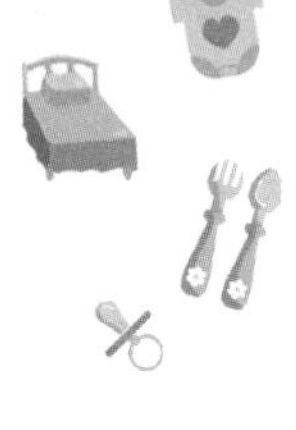

畅性、黏液纤毛运输能力、分泌物的质和量发生改变时，则可产生鼻塞症状。婴幼儿鼻腔相对短小，鼻道狭窄，鼻黏膜柔嫩并富于血管，较成人更易造成鼻塞症状。婴儿通常依靠鼻呼吸（3 周内新生儿只会用鼻呼吸），可伴有流涕、睡眠时打鼾、张口呼吸，小婴儿可有拒食或进食中断表现。单侧鼻塞及交替性鼻塞对喂养及通气的影响相对较小，临床表现隐匿，易被忽视。双侧鼻塞严重影响呼吸及进食，家长能较早发现病变，同时也需要积极进行治疗以缓解症状、改善通气。

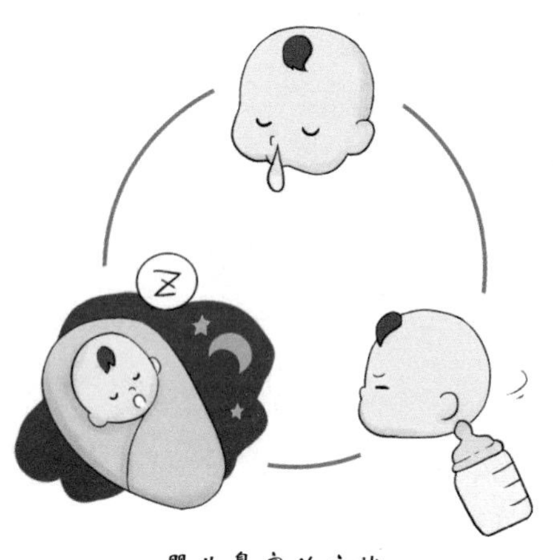

婴儿鼻塞的症状

婴儿鼻塞的常见原因主要包括先天性因素、炎症性或感染性因素、肿瘤性因素、系统性因素、创伤及医源性因素，其中以炎症性或感染性因素最为常见。引起婴儿鼻塞的常见疾病有急慢性鼻炎、鼻窦炎、变应性鼻炎、鼻中隔偏曲、肿瘤、先天性鼻发育畸形、鼻腔异物等。

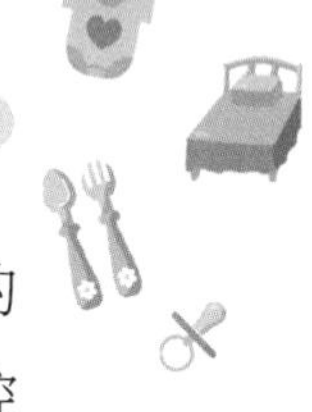

因此，鼻塞的病因众多，如为生理性鼻塞或症状轻微的急性鼻炎，患儿一般情况好，通过清除分泌物、鼻腔冲洗等处理，症状可自行缓解，可动态观察患儿情况。如为病理性鼻塞或原因不明、患儿一般情况欠佳，伴随发热、咳嗽、食欲不振等症状，则须及时就医。特别是初生儿因习惯于闭口经鼻呼吸，鼻塞会影响婴儿正常哺乳和睡眠，甚至可能发生窒息、缺氧等，可对大脑组织造成一定程度的损害。

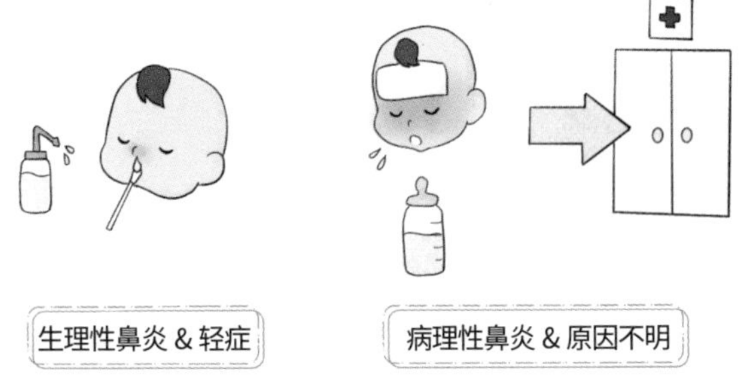

生理性鼻炎 & 轻症

病理性鼻炎 & 原因不明

针对果果弟弟的情况，应该怎样处理呢？在一般情况良好、鼻塞不严重的情况下可小心清除鼻腔分泌物，若有鼻痂堵住鼻孔处，可使用消毒小棉签将其卷除，并动态观察。如果无明显好转，鼻塞反复发生或越来越严重，就应及时就诊明确病因。婴儿鼻塞的预防方法有保持环境卫生，养成科学的饮食、睡眠及生活习惯，减少暴露于烟雾环境，过敏体质婴儿减少过敏原暴露，加强鼻腔清洗，保持鼻腔通畅等。

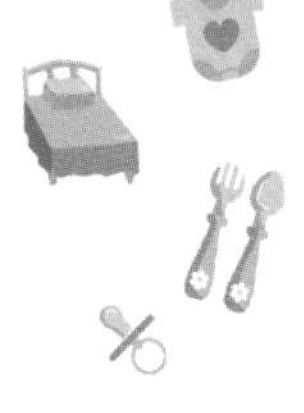

宝宝总咳喘，会是哮喘吗

进入冬季，天气转冷，出现“咳嗽、喘息”的宝宝日渐增多，尤其是3岁以下呼吸道免疫屏障弱的宝宝最常见。各大医院儿科呼吸专科、门急诊、雾化室，咳喘和做雾化的小患者们接踵而至。许多家长不禁要问，“我的孩子老是感冒后喘息，是不是得了哮喘呢？”“宝宝一着凉后就咳喘，做雾化后会好点，这种情况是不是哮喘啊？”“孩子发烧没多久后就喘息，已经好几次了，是不是哮喘啊？治得好吗？”“这段时间感冒的人特别多，宝宝也中招了，总是鼻塞、流鼻涕，睡觉时有喘息，这种是哮喘吗？”宝宝的咳喘到底是不是哮喘呢？

一、喘息是怎么回事

喘息是学龄前儿童呼吸道疾病中常见的临床表现。喘息的产生是由呼吸道的炎症或异物刺激，使黏膜充血、水肿，黏液分泌增加导致黏液栓塞使气道狭窄所致，由于婴幼儿气道发育尚不完善、排痰困难，因此其在患呼吸道疾病时，咳嗽与喘息常同时存在。大多数婴幼儿喘息的发作和呼吸道病毒性感染相关，也与过敏有关，最常见的病毒有鼻病毒、冠状病毒、呼吸道合胞病毒、流感病毒以及副流感病毒等。反复发作的喘息，一定要注意排除气道异物、气道畸形等其他因素，也要注意鉴别是否真的为下呼吸道炎症导致的喘息。

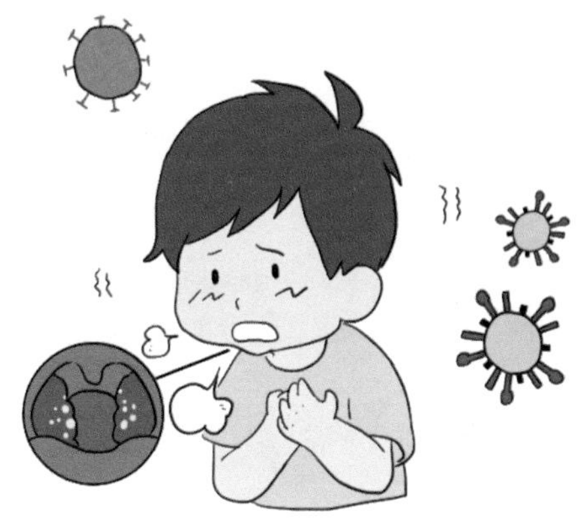

二、哮喘如何诊断

既然病毒感染、气道异物、气道畸形等均可引起喘息，什么情况下要考虑是哮喘呢？

据相关研究显示，50% 以上的儿童首次喘息发生于 3 岁以前，但在所有喘息的患儿中仅有约 20% 到学龄期时（6 岁）仍有哮喘症状。儿童哮喘预测指数（asthma predictive index，API）能有效预测 3 岁内喘息儿童发展为持续性哮喘的危险性。但在预测迟发型哮喘（首次喘息大于 3 岁时）危险性方面并不灵敏。

怎么判断 API 是否为阳性？

出生后 3 年内喘息反复发作，1 年内喘息发作≥ 4 次；哮喘的高危因素指标中，具备 1 项主要指标阳性或 2 项次要指标阳性，即可判断 API 为阳性。

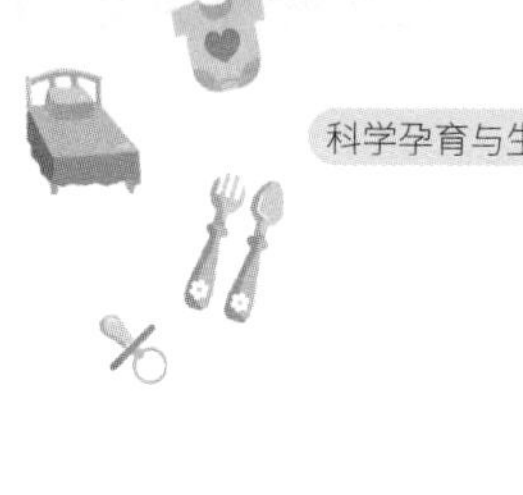

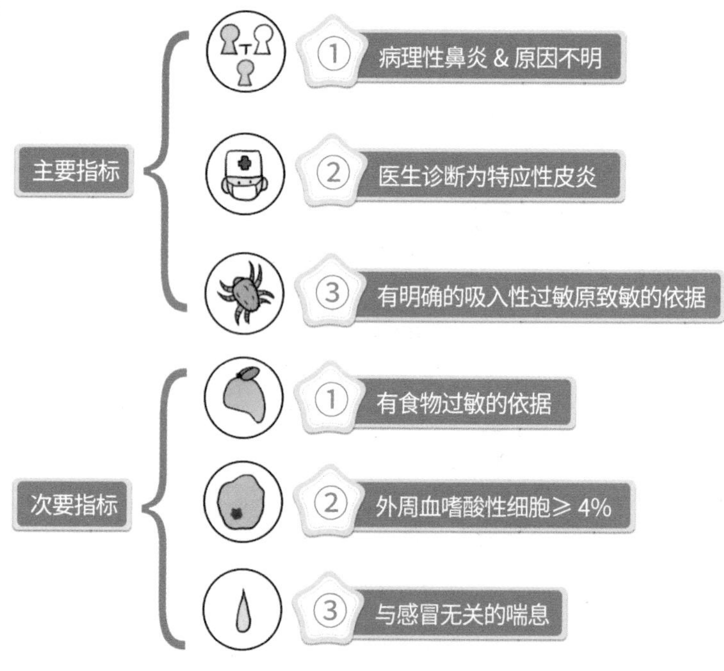

哮喘的高危因素指标

除了上述情况外，反复发作喘息的儿童如果具有以下临床特点时，也高度提示哮喘诊断：

（1）多于每月 1 次的频繁发作性喘息；

（2）活动诱发的咳嗽或喘息；

（3）非病毒感染导致的间歇性夜间咳嗽；

（4）喘息症状持续至 3 岁以后；

（5）抗哮喘治疗有效，但停药后又复发。

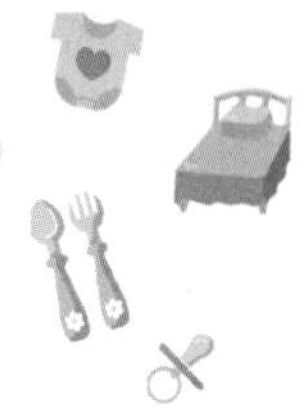

三、当高度怀疑哮喘时应该怎么办

如高度怀疑哮喘时，应尽早参照哮喘治疗方案开始试验性治疗，并定期评估治疗反应，如治疗 4 ～ 8 周无明显疗效，建议停药并做进一步诊断评估。另外，大部分学龄前发作性喘息儿童的预后良好，其哮喘样症状随年龄增长可能自然缓解，对这些患儿必须定期 (3 ～ 6 个月) 重新评估，以判断是否需要继续抗哮喘治疗。同时也应避免将婴幼儿期的哮喘，误诊为毛细支气管炎、肺炎、喘息性支气管炎等疾病，未及时启动长期控制治疗，以致失去早期诊疗的机会。

需要强调的是，任何启动雾化治疗的患儿，必须在医生指导下，选择合适的雾化装置及剂型，严格按照医嘱用药、减量甚至停药。

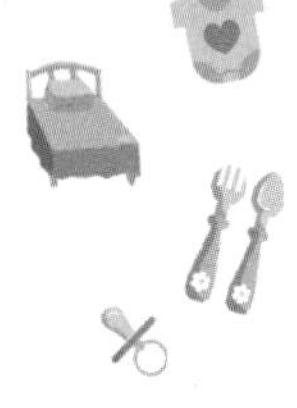

为什么孩子老是肺炎支原体感染

每当进入秋冬季节，呼吸道感染的儿童就会明显增多。特别是反复咳嗽的儿童增多。咳嗽时间久的孩子在医院就诊时，医生不免会建议孩子查个肺炎支原体抗体检测。可每当拿到检测报告时，总会有些妈妈焦虑极了：“医生，怎么支原体抗体又是阳性，是不是又是支原体感染啊？”那么，是不是只要是支原体抗体阳性就一定是支原体感染？孩子感染了肺炎支原体有没有免疫力，是经常容易复发吗？下面就为各位焦虑的家长解答这些问题。

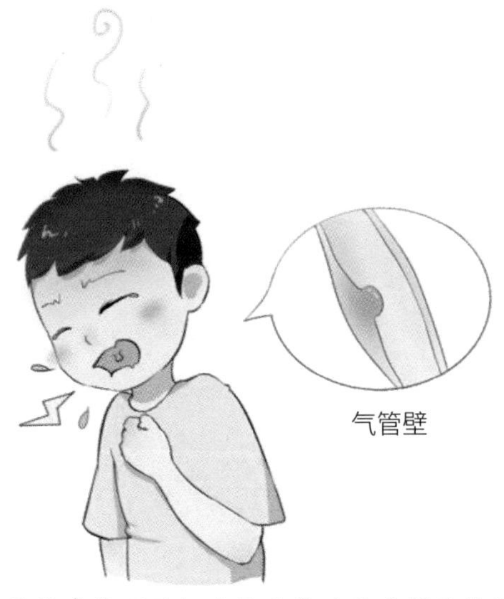

肺炎支原体感染可引起孩子反复剧烈的刺激性干咳

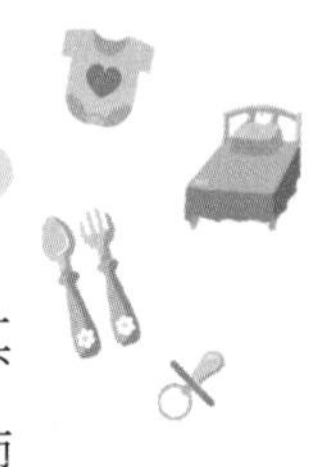

肺炎支原体（MP）已成为儿童呼吸道感染，尤其是社区获得性肺炎的常见病原体之一。据文献报道，肺炎支原体全球感染率达 9.6% ～ 66.7%，被认为是社区获得性肺炎的第三位病原体，且有逐年增高的趋势。肺炎支原体感染的主要病变部位在气管至呼吸性细支气管的上皮细胞，一种异性蛋白使肺炎支原体黏附在呼吸道上皮，导致纤毛功能障碍；支气管周围的单核细胞浸润，可扩展到血管及淋巴管周围的间质；气管壁及细支气管壁可有水肿、溃疡形成；严重者可有肺泡上皮剥脱和气道内黏液栓的形成。因此，支原体感染的患儿常有剧烈的刺激性咳嗽且少痰等呼吸道症状，严重者多有发热，并伴有其他系统受累。

肺炎支原体感染可以无特异的临床表现、实验室指标及影像学表现，目前也没有快速有效的特异性诊断方法。临床诊断主要依靠血清学方法，肺炎支原体感染人体 7 ～ 10 天后，一般免疫力正常的人体会对其产生抗体，进行肺炎支原体抗体检测能间接证明存在肺炎支原体感染。其中，IgM 抗体滴度多在一周左右开始升高，随后是 IgG 抗体，再感染时 IgG 和 IgM 抗体滴度均升高。

目前针对肺炎支原体抗体使用最广泛的商业血清测定是颗粒凝集试验和酶联免疫法，敏感性和特异性均较好。酶联免疫法是应用 u 链捕获 ELISA 检测肺炎支原体抗体测定；凝集试验，尤其是明胶颗粒凝集法试验（PA）

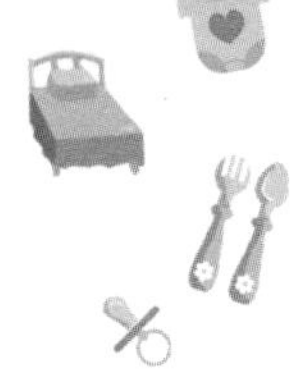

临床上也较常用，PA 测定 80% ～ 90% 的 MP-IgM，但也包含了 10% ～ 20% 的 MP-IgG，这两种方法快速、经济，为目前诊断肺炎支原体感染实用可靠的血清学方法，但检测结果往往受抗体出现时相及患儿年龄、机体免疫系统状况等多方面因素的影响。因此，目前临床确诊肺炎支原体急性感染强调双份血清（间隔 2 周）恢复期抗体滴度上升 4 倍，仅做单份血清检测无法区分是近期肺炎支原体急性感染还是既往感染，只做肺炎支原体抗体定性试验也无法区分是带菌状态还是患者。

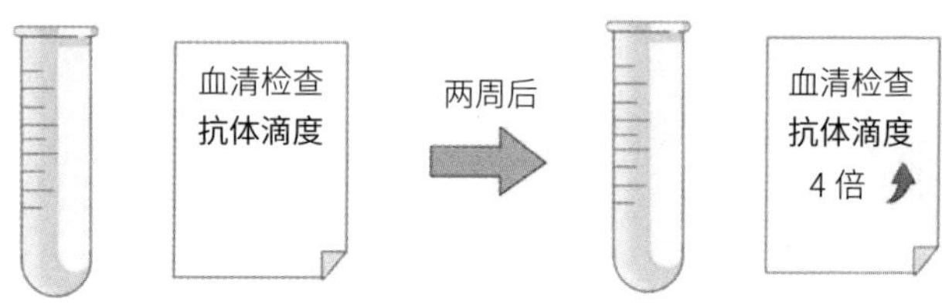

肺炎支原体抗体的检测方法

因此针对这种情况，医生无法根据患儿单次血清的肺炎支原体抗体阳性来明确患儿是否存在肺炎支原体感染，一般要结合患儿的临床表现，并嘱患儿复诊再次动态监测肺炎支原体抗体检测以进一步明确诊断和治疗。

近年来随着分子生物学技术在支原体研究领域的应用，目前已有的聚合酶链反应和基因探针等分子生物学检测方法，较血清学方法灵敏度和特异度高，但对实验室要求高且费用相对高。

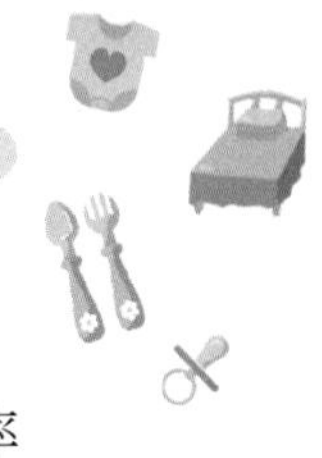

肺炎支原体感染是会复发的，但如果出现感染时，予以敏感的抗生素抗感染治疗，彻底治愈后，其复发率相对较低。因为治愈以后的患者体内会产生相应的抗体，对支原体有一定的免疫力。当然如果未彻底治愈，过早停用抗生素，其复发率也会增加并很可能产生混合感染，所以一般肺炎支原体感染的孩子治疗时间相对较长。此外，随着时间的延长，患者上述特有的免疫力会下降，在其受凉、劳累、熬夜等条件下，当其又一次受到支原体感染时，可能会再次发生呼吸道的支原体感染。所以针对得了肺炎支原体感染的孩子，医生都会建议孩子一定要规范治疗，且近期一定要休息好，均衡饮食，以提高免疫力。

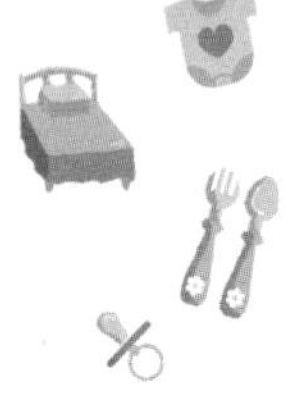

亲吻让宝宝得上了“接吻病”

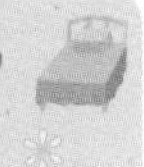

最近宝宝突然发起了高烧，怎么也退不下来，到医院一检查，医生说是妈妈的亲吻让宝宝得上了“接吻病”。面对白白嫩嫩的宝宝，许多父母或亲朋好友都会忍不住亲一口，可是这种表示热情的小举动竟然会让宝宝得病？这让许多家长都忧心不已。“接吻病”到底是什么病？“接吻病”对于宝宝来说严不严重呢？

一、揭开“接吻病”的神秘面纱

“接吻病”在医学上的名称为传染性单核细胞增多症，由EB病毒感染引起，是一种非常常见的病，症状类似感冒——发热、食欲减退、疲倦、淋巴结肿大等。该病由口咽分泌物密切接触如亲吻、近距离的交谈而来。之所以会在婴儿中多见，是因为刚出生的宝宝，免疫系统没有发育完全，免疫力比较低。

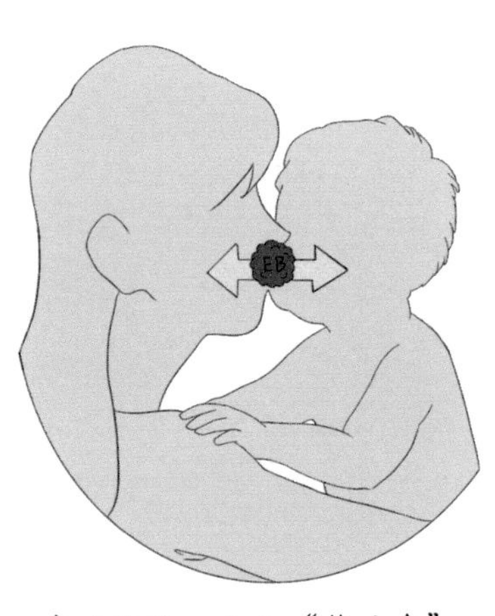

亲吻孩子，小心“接吻病”

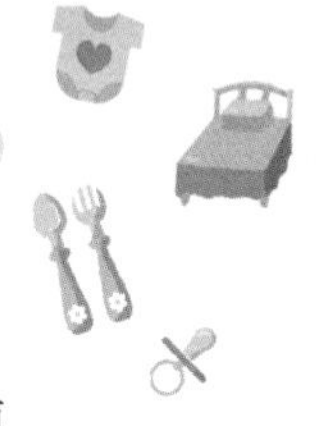

这种病通常治疗效果及预后良好，但常常被误诊。患者以发热、咽炎、淋巴结肿大、肝脾肿大、皮肤黏膜疹等为主要症状，发热、咽炎这些症状容易让人以为是感冒了，而咽炎、皮肤黏膜疹就连医生也一时难以区分，容易错判成疱疹病毒性口炎、疱疹性咽峡炎、巨细胞病毒感染等疾病。

其实一些特有的症状可帮助鉴别诊断“接吻病”。患者口腔的腭黏膜、颊黏膜会出现点状成簇性出血样小红点，也可发展到牙龈。随后，躯体皮肤也可能出现小红丘疹或靶心样丘疹损害。临床上，有相当一部分患者因为发热、发现口腔黏膜出疹而引起医生注意，最后诊断出该病。“接吻病”的症状跟感冒特别像，特别是发烧、咽峡炎是两者的共同症状，但“接吻病”有其特殊症状，如后脑部淋巴结肿大、肝脾肿大。

如果宝宝出现上述症状，就别单纯地以为是感冒了，应及时就诊、做检查，看是否为“接吻病”。

二、身体不舒服，就别玩“亲亲”

从流行病学来看，“接吻病”多发生于儿童、青少年，成人也可发生。EB病毒大量存在于唾液腺及唾液中，可持续或间断地排毒达数周、数月甚至数年之久。与带病毒者有唾液直接接触最易感染上该病。那么，父母对孩子的热情一吻、情侣之间的亲吻是否都变得不再安全呢？当然不全是，但是当您的身体有发热、咽痛、咳嗽等问题时真的不宜亲吻孩子。

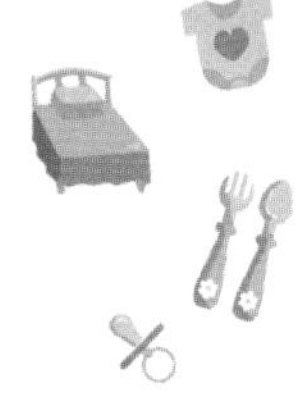

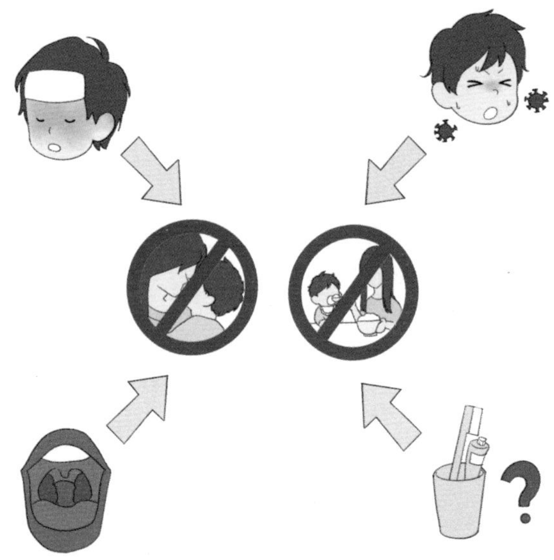

三、“封杀”接吻当然不现实

“接吻病”可以说防不胜防，绝大多数成年人都曾经隐形感染过，身体内携带着 EB 病毒，而且具备传染给他人的能力。但没必要因噎废食，从此抗拒亲吻。只是当有发烧、感染、咽喉痛、发炎等症状和（或）口腔卫生差时，还是“封口”为好，避免跟人亲吻及分享同一样食物。吃饭用公筷，也是预防病毒传播的好方法。

即使染上“接吻病”也不用过于担心，该病经抗病毒和对症治疗后，恢复和愈后均较好，一般几周就能康复。但 EB 病毒可大量存在于体内，可持续或间断地排毒达数周、数月甚至数年之久，在机体免疫情况较差的情况下，还可能出现 EB 病毒感染相关的更加严重的疾病，所以还是希望家长帮孩子们积极做好预防工作，预防“接吻病”的发生。

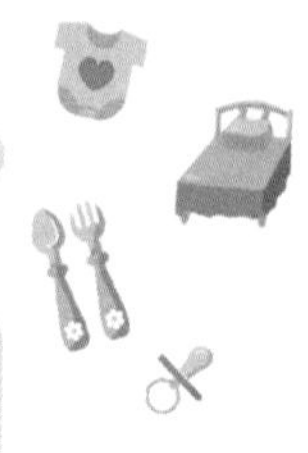

宝宝包皮过长，要做手术吗

一、包皮过长和包茎是怎么回事

婴幼儿的包皮较长，包裹着整个阴茎头，随着年龄的增长，包皮逐渐向后退缩，包皮口慢慢扩大，阴茎头显露于外。如果发育至成年以后，阴茎头仍被包皮覆盖，但可以翻转，则称为包皮过长；如果包皮外口过小，包皮不能向后退缩而暴露阴茎头时，则称之为包茎。

包皮过长和包茎形成的原因复杂多样，先天性阴茎头包皮粘连、包皮外口狭窄是导致包皮过长或包茎的常见原因。另外，包皮外伤、阴茎生长较慢（需要检查睾丸和雄性激素）也是导致包皮过长或包茎的原因。

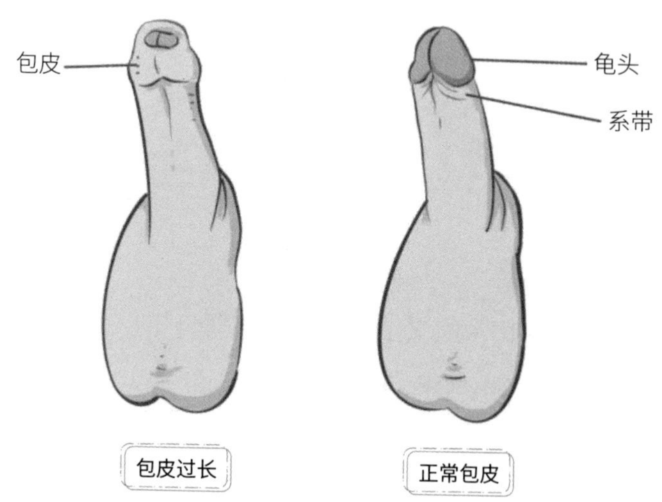

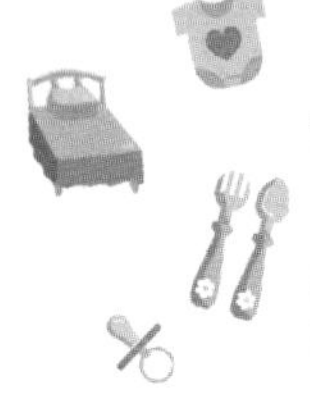

二、包皮过长和包茎有哪些危害

包皮过长是男性外生殖器最常见的疾病，会影响阴茎的正常发育，造成患者生理和心理上的障碍。

包皮腔内易存留包皮垢及污物而导致包皮及阴茎头的炎症，并可引起尿道外口炎症、狭窄，严重者可引起尿路感染，甚至引发肾功能损害，排尿时常有尿湿裤子或引起尿潴留等症状，包皮垢的慢性刺激也可诱发阴茎癌。

包皮过长所产生的湿润与不洁的环境易成为病毒及细菌滋生的温床，增加艾滋病病毒（HIV）、人类乳头瘤病毒（HPV）等致病微生物引起的性传播疾病的发病概率，充当着性传播疾病的“帮凶”，进而导致艾滋病、子宫颈癌等相关疾病。

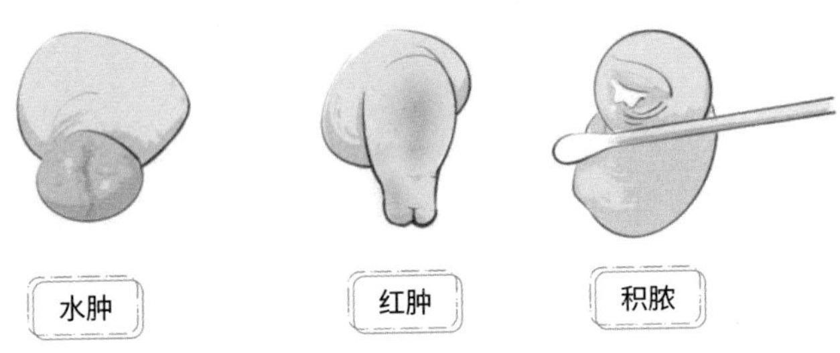

三、为什么要进行包皮切除

包皮环切术能减少男性外生殖器炎症及溃疡，并降低性传播疾病（如梅毒、软下疳等）的感染率。包皮内板为 HIV 进入男性生殖道的主要门户，包皮环切术能明显降低 HIV 从女性传播给男性的比例，能将 HIV 性传

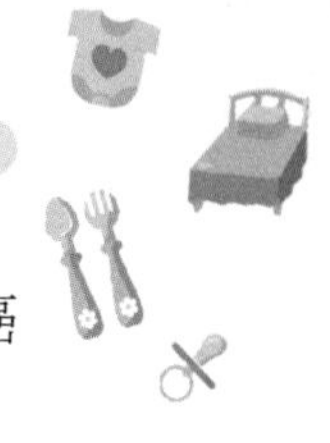

播感染率降低约60%。包皮环切术还可降低女性宫颈癌的发病风险。

四、什么时候进行包皮切除术比较合适

我国男性3岁前几乎都存在包皮过长或包茎，4～18岁男性包皮过长的患病率为40%～70%、包茎为10%～20%，从8～10岁开始患病率呈下降趋势。

包皮有其正常的发育过程，本身具有自愈性，不应过早治疗，除非有反复炎症、影响排尿及发育等异常状况存在。包皮环切术对学龄前儿童而言有一定风险，但是成人患有包皮过长时，往往会出现诸多不适及风险，应及早诊治。

五、包皮环切术是否会影响性功能

研究显示，大部分接受包皮环切术的患者对阴茎的外观改善比较满意。包皮环切术可以降低患者的龟头敏感度、延长达到性高潮的时间，性满意度存在改善，但可能会暂时性增加阴茎局部的刺痛、烧灼等不适感及性交疼痛感。另有研究认为包皮环切术对患者的勃起功能、早泄、性欲减退、性交困难、高潮困难及性生活满意度没有明显的影响，不推荐单纯为改善上述问题而进行包皮环切术。

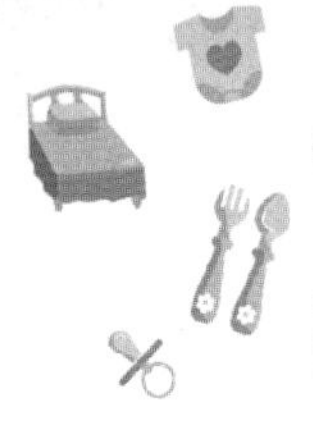

六、包皮切除的手术方式有哪些

包皮环切术是泌尿外科最常见的手术。手术方式众多，如传统的包皮环切术、商环、包皮切割缝合器等。

从手术时间与出血量比较，商环手术和缝合器手术均优于传统的包皮环切术。

从伤口对合与愈合时间比较，传统的包皮环切术与缝合器手术均优于商环手术。

从手术后到伤口愈合，随着时间的延长，传统的包皮环切术与缝合器手术后患者疼痛逐渐减轻，而商环手术患者却有加重的可能。

与商环手术比较，缝合器手术后易出血、延迟脱钉；商环手术并发症，如水肿、感染及伤口裂开发生率高于传统手术。

包皮环切术常见的并发症有水肿、出血、感染、切口裂开等，整体发生率 13.5%。

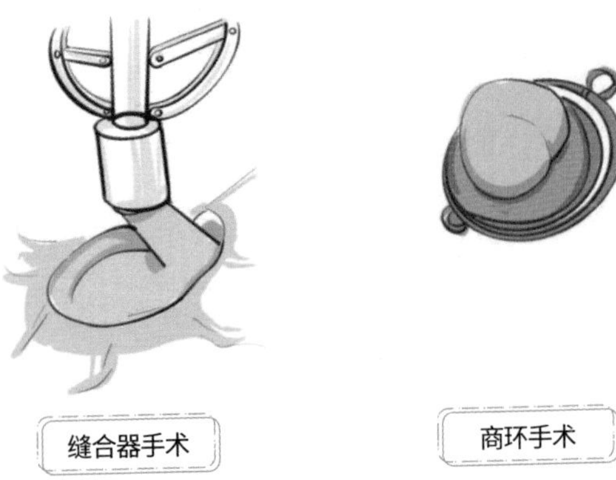

缝合器手术　　商环手术

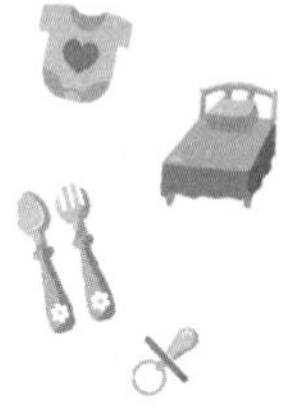

七、包皮手术前的准备

术前查乙肝病毒表面抗原、丙型肝炎病毒抗体、梅毒抗体、人类免疫缺陷病毒抗体，同时排除凝血功能障碍、局部急性感染期、阴茎先天性异常（如先天性尿道下裂、先天性阴茎下弯、隐匿型阴茎）等手术禁忌证。

八、包皮手术后的注意事项

（1）切口处包皮水肿，术后 1 周左右自行消退，一般不需要特殊处理。

（2）术后建议每天使用 0.5% 络合碘消毒 2 ～ 3 次，注意保持伤口干燥。

（3）术后切口红肿者，建议口服抗生素 3 ～ 5 天。

（4）术后切口裂开多发生于系带部位，裂开程度小者，经过换药多可自行愈合；如果裂口长度 >0.5 cm，建议缝合裂口。

（5）接受缝合器手术者，术后 3 ～ 4 周钉子脱落，部分患者手术后 1 个月仍未脱落，可手工拆除；接受商环包皮手术者，取环时间为术后 12 ～ 14 天。

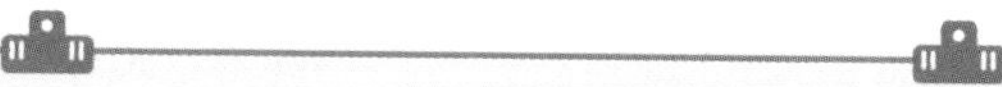

在我国，成年男性包皮过长的发病率明显高于欧美等国家，但手术治疗的主动性与依从性较差，手术切除率相对较低，普及成年男性包皮过长的手术治疗势在必行。

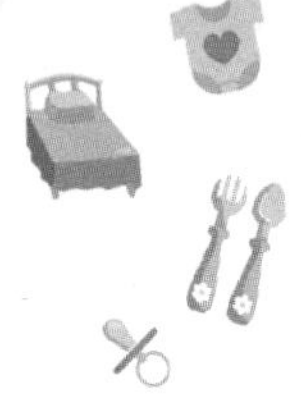

孩子尿床是病吗

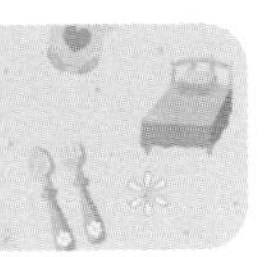

很多家长认为，孩子尿床很正常，孩子尿床不是病，长大了自然就好了。真的是这样吗？不是的。5 岁以上的孩子如果仍然经常尿床（夜间不能从睡眠中醒来而发生无意识的排尿），每周发生 2 次以上，持续时间超过 3 个月，医学上称之为遗尿症，这种情况是需要治疗的，否则对孩子的身体和心理都会造成极大的伤害。

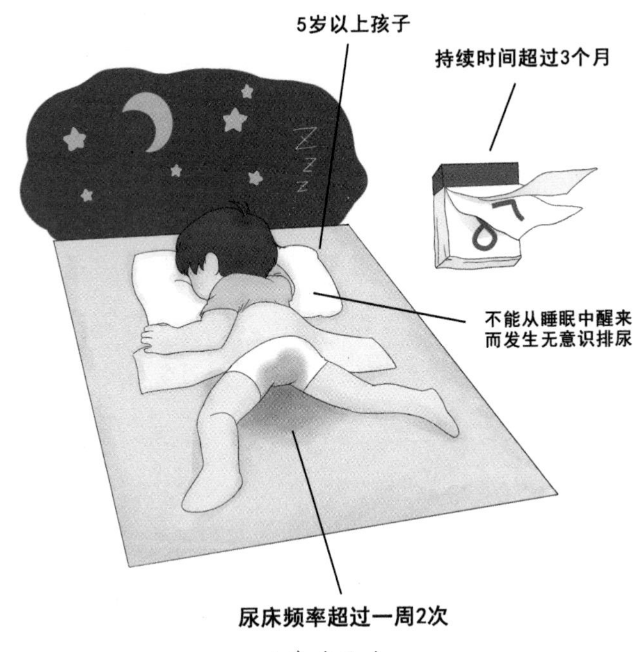

儿童遗尿症

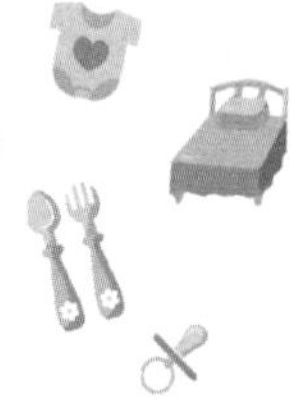

一、儿童遗尿症的危害

有研究认为，8～16 岁的孩子尿床是造成其心理创伤的第三大原因，仅次于父母离异和父母频繁争吵。

那么遗尿对孩子到底有哪些危害呢？

①
睡眠质量差，影响生长发育
②
易感染，免疫力低下
③
自尊心受伤害、自我评价较低
④
社交障碍，难以融入同学圈
⑤
增加家长的心理、经济负担
⑥
导致父母对孩子态度差，影响亲子关系

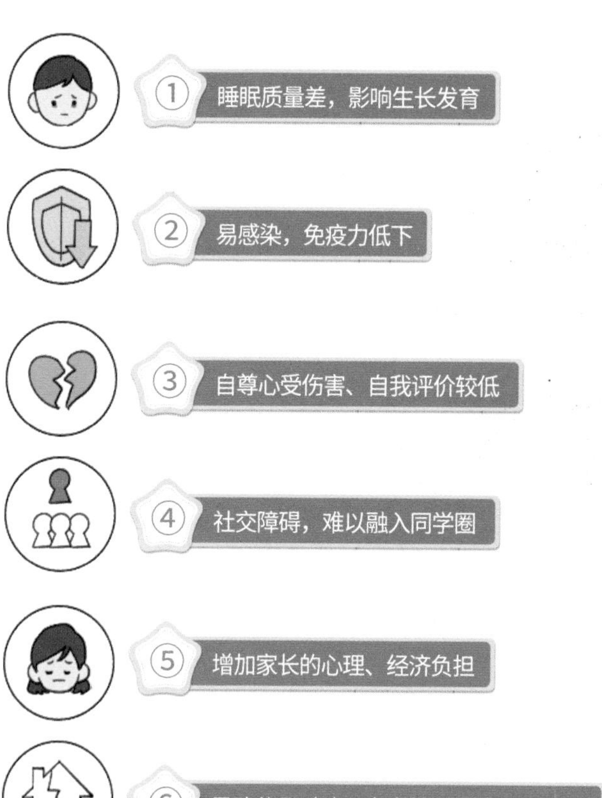

儿童遗尿症危害多

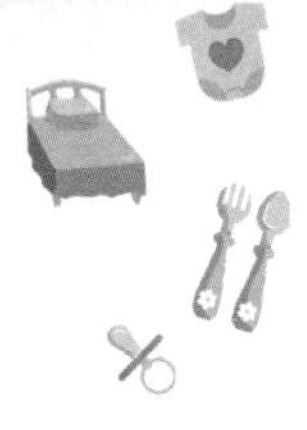

二、为什么会出现夜间遗尿

正常的排尿过程是当储存到膀胱的尿液达到一定容量时，大脑会发出排尿指令，该指令到达膀胱，引起尿道括约肌松弛、逼尿肌收缩，从而将尿液排出体外。但是如果膀胱功能发生异常，或者夜间抗利尿激素分泌不足，大脑觉醒反应减弱等都可以导致夜间遗尿。

三、孩子得了遗尿症怎么办

1. 须到专科门诊就诊 进行相关检查（病史采集 + 体格检查 + 辅助检查）。

2. 记录排尿日记 排尿日记是评估儿童膀胱容量和是否存在夜间多尿的主要依据，同时也是单症状夜间遗尿症具体治疗策略选择的基础（附表 1~ 附表 2）。

3. 专科医生评估后制定具体治疗方案

4. 随访

四、治疗

1. 生活调理及行为治疗

2. 唤醒训练 设置报警器或闹钟。

3. 药物治疗 醋酸去氨加压素（本品为治疗中枢性尿崩症、颅外伤或手术所致暂时性尿崩症、夜间遗尿症的临床一线用药）。

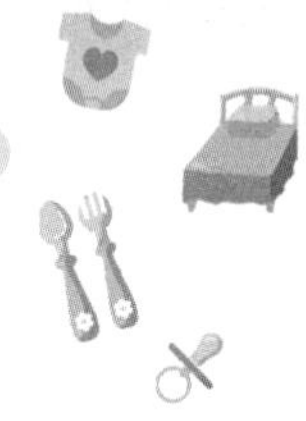

五、预后

单症状夜间遗尿症可呈自限性，随年龄的增加，每年约 15%未经治疗的患儿的症状可以得到改善。绝大多数患儿在改善生活习惯、使用遗尿报警器或醋酸去氨加压素治疗后可治愈，即使有症状反复，二次巩固治疗也可获得满意的疗效。对少数治疗效果欠佳的患儿，一方面可尝试其他可选治疗方法，另一方面还应进一步深究是否存在潜在病因，如精神心理因素等。

附录

尿床小问题"健康大关爱"——关注遗尿儿童，任重而道远

附表 1 排尿日记 1：3 ～ 4 天的日间日记（儿童上学期间可于周末记录）

第一天				第二天				第三天			
时间	饮水 /mL	尿量 /mL	漏尿 /mL	时间	饮水 /mL	尿量 /mL	漏尿 /mL	时间	饮水 /mL	尿量 /mL	漏尿 /mL

注：日间日记可评估患儿膀胱容量和日间最大排尿量。

附表 2 排尿日记 2：连续 7 个夜晚的夜间日记

项目	第 1 天	第 2 天	第 3 天	第 4 天	第 5 天	第 6 天	第 7 天
昨晚入睡时间							
入睡前 2 小时内饮水情况 /mL							
起床时间							
夜间未尿床							
夜间尿床							
夜间起床排尿（如果有，记录尿量 /mL）							
晨起尿布增重 /g							
早晨第 1 次排尿量 /mL							
今天是否排大便							
药物治疗（记录药物名称、剂量及服药时间）							
医生填写本栏： 夜间尿量 = 早晨第 1 次排尿量 + 尿布增重值或夜间起夜排尿量							

参考文献

[1] 中华医学会妇产科学分会 . 宫腔粘连临床诊疗中国专家共识 [J]. 中华妇产科杂志，2015，50(12): 881-886.

[2] 杨静薇，邓成艳，黄学锋，等 . 中华医学会生殖医学分会年度报告 :2017 年辅助生殖技术数据分析 [J]. 生殖医学杂志 . 2017，29(2): 143-148.

[3] 全松, 黄国宁, 孙海翔, 等 . 冷冻胚胎保存时限的中国专家共识 [J]. 生殖医学杂志，2018，27(10): 925-931.

[4] 那彦群, 叶章群, 孙颖浩, 等 . 中国泌尿外科疾病诊断治疗指南 [M]. 北京：人民卫生出版社，2009.

[5]The Rotterdam ESHRE/ASRM-sponsored. Revised 2003 consensus on diagnostic criteria and long-term health risks related to polycystic ovary syndrome (PCOS)[J]. Human Reproduction，2004，19 (1):41-47.

[6]BEN HA，YOGEV Y，FISCH B. Insulin resistance and metformin in polycystic ovary syndrome[J]. European Journal of Obstetrics & Gynecology & Reproductive Biology，2004，115(2):125-133.

[7]MACEY M R ，OWEN RC ，ROSS S S ，et al. Best practice in the diagnosis and treatment of varicocele in children and adolescents[J]. Therapeutic Advances in Urology. 2018，10(9):273-282.

[8] 邓春华，商学军 . 精索静脉曲张诊断与治疗中国专家共识 [J]. 中华男科学杂志，2015，21(11):1035-1042.

[9] 胡亚美 . 诸福棠实用儿科学 [M]. 北京：人民卫生出版社，2002.

[10] 中华医学会儿科学分会新生儿学组 . 新生儿高胆红素血症诊断和治疗专家共识 [J]. 中华儿科杂志，2014，52(10):745-748.

[11] 陈同辛 . 婴幼儿牛奶蛋白过敏国内外指南解读——更好地识别、诊断和治疗 [J]. 临床儿科杂志，2018，36(10):805-808.

[12] WS/T579—2017，0 ～ 5 岁儿童睡眠卫生指南 [S]. 北京 : 中华人民共和国国家卫生与计划生育委员会，2017.

[13] 中华医学会儿科学分会儿童保健学组，《中华儿科杂志》编辑委员会．儿童微量营养素缺乏防治建议 [J]．中华儿科杂志，2010，48（7）：502-509.

[14] 中国营养学会．中国居民膳食营养素参考摄入量 [M]. 北京：科学技术出版社，2014.

[15] 中国预防医学会儿童保健分会 . 中国儿童钙营养专家共识（2019 年版）[J]．中国妇幼保健研究，2019，30（3）：262-269.

[16] 田勇泉，孙虹，张罗 . 耳鼻咽喉头颈外科学（第 9 版）. [M]. 北京 : 人民卫生出版社，2018.

[17] 王卫平，孙锟，常立文 . 儿科学（第 9 版）. [M]. 北京：人民卫生出版社，2018.

[18]SMITH M M，ISHMAN S L. Pediatric nasal obstruction[J]. Otolaryngologic Clinics of North America，2018，51(5)：971-985.

[19] 中国医师协会儿科医师分会儿童耳鼻咽喉专业委员会 . 儿童急性感染性鼻 – 鼻窦炎诊疗 – 临床实践指南（2014 年制订）[J]. 中国实用儿科杂志，2015，30(7)：512-514.

[20] 中华医学会儿科学分会呼吸学组，《中华儿科杂志》编辑委员会 . 儿童支气管哮喘诊断与防治指南 (2016 年版)[J]. 中华儿科杂志，2016，54(3):167-181.

[21] 刘传合 . 儿童支气管哮喘诊断与管理的新观点——2014—2015 年全球哮喘防治创议的启示 [J]. 中华实用儿科临床杂志， 2015，30(16):1223-1226.

[22]YAMAZAKI T，NARITA M，SASAKI N，et a1. Comparison of PCR for sputum samples obtained by induced cough and serological tests for diagnosis of Mycoplasma pneumoniae infection in children[J]. Clin Vaccine Immunol，2006，13(6):708-710.

[23]VERVLOET L A，MARGUET C，CAMARGOS P A. Infection by Mycoplasma pneumoniae and its importance as an etiological agent in childhood community-acquired pneumonias[J]. Braz J Infect Dis，2007，11(5)：507-514.

[24]MATAS ANDREU L，MOLINOS ABÓS S，FEMÁNDEZ RIVAS G，et al. Serologic diagnosis of Mycoplasma pneumoniae infections [J]. Enferm Infecc Microbiol Clin，2006，24(1):19-23.

[25]DAXBOECK F，KRAUSE R，WENISCH C. Laboratory diagnosis of Mycoplasma pneumoniae infection[J]. Clinical Microbiol Infect，2003，9(4):263-273.

[26] 谢正德，申昆玲 . 重视儿童 EB 病毒感染及其相关疾病的诊治 [J]. 中华实用儿科临床杂志，2016，31(22):1681-1682.

[27] 中华医学会儿科学分会感染学组，全国儿童 EB 病毒感染协作组 . 儿童主要非肿瘤性 EB 病毒感染相关疾病的诊断和治疗原则建议 [J]. 中华儿科杂志社，2016，54(8):563-568.

[28]SHANNON-LOWE C , RICKINSON A . The global landscape of EBV-associated tumors[J]. Frontiers in Oncology, 2019, 9:713.

[29] 那彦群，叶章群，孙颖浩，等 . 中国泌尿外科疾病诊断治疗指南 [M]. 北京：人民卫生出版社，2014.

[30]BRONSELAER G A, SCHOBER J M, MEYER-BAHLBURG H F, et al.Male circumcision decreases genital sensitivity as measured by self-assessment in a large cohort[J]. Journal of Sexual Medicine, 2010, 7(4):399.

[31] 王华礼，葛玉坤，孙旭东，等 .4 种包皮环切术临床疗效对比分析 [J]. 中华男科学杂志，2018，24(2):189-191.

[32] 王海涛 . 包皮断层形态学观察及其临床应用 [D]. 济南 : 山东大学，2017.

[33] 中国儿童遗尿疾病管理协作组 . 中国儿童单症状性夜遗尿疾病管理专家共识 [J]. 临床儿科杂志，2014，32 (10) :970-975.

[34] 许传亮，宋奇翔，方祖军，等 . 儿童夜间遗尿症诊治指南 [J]. 中华泌尿外科杂志，2015，36(11):801-805.

图书在版编目 (CIP) 数据

科学孕育与生殖健康 / 曾铭强等主编 . —长沙 : 中南大学出版社 , 2022.10

ISBN 978-7-5487-4781-9

Ⅰ . ①科… Ⅱ . ①曾… Ⅲ . ①优生优育 - 基本知识②生殖健康 - 基本知识 Ⅳ . ① R169

中国版本图书馆 CIP 数据核字 (2022) 第 004853 号

科学孕育与生殖健康

KEXUE YUNYU YU SHENGZHI JIANKANG

曾铭强 潘丽 刘琴 张哲 卢强 胡蓉 主编

□出 版 人 吴湘华

□责任编辑 陈 娜

□责任印制 李月腾

□出版发行 中南大学出版社

社址：长沙市麓山南路 邮编：410083

发行科电话：0731- 88876770 传真：0731- 88710482

□印 装 湖南鑫成印刷有限公司

□开 本 880 mm× 1230 mm 1/32 □印张 4.75 □字数 96 千字

□互联网 + 图书 二维码内容 图片 1 张 PDF 1 个

□版 次 2022 年 10 月第 1 版 □印次 2022 年 10 月第 1 次印刷

□书 号 ISBN 978-7-5487-4781-9

□定 价 38. 00 元